Karen Amen/Tee Dobinson

Weg mit dem Bauch

Der effektivste Weg zu einem flachen Bauch

Aus dem Englischen von Walter Spiegl

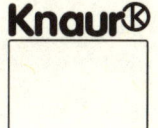

Inhalt

Atemübung zur Grundübg.   55

Vorwort

Sportmediziner befasse ich mich laufend mit Problemen der Unterleibs- und Rückenmuskulatur. Es gehört zum Berufsrisiko von Sportlern, daß sie unter Rückenbeschwerden leiden, ganz abgesehen von den vielen Tagen, an denen sie wegen starker Schmerzen nicht trainieren können. Viele der davon Betroffenen haben eine zu schwache Rückenstreckmuskulatur, was zur Verschärfung ihrer Probleme in erheblichem Maße beiträgt. Schon allein aus diesem Grunde begrüße ich jeden Versuch, das Bewußtsein für die Notwendigkeit körpergerechter Haltung und einer kräftigen Muskulatur des Rückens und Bauches zu schärfen, eines Bereichs, dem leider nur zu häufig die erforderliche Aufmerksamkeit nicht entgegengebracht wird, obwohl diese Muskeln für eine wirbelsäulengerechte Haltung außerordentlich wichtig sind.

Die Stärkung der Bauchmuskulatur ist nicht allein eine Frage der Ästhetik, obwohl auch das äußere Erscheinungsbild des sportlichen Menschen von großer Bedeutung ist, sondern sie dient vor allem dazu, die Gefahr drohender Rückenbeschwerden abzuwenden. In diesem Buch wird ein neuartiges Muskelaufbautraining vorgestellt, das, auf der Grundlage erprobter Erkenntnisse aufbauend, Hoffnung für uns alle verspricht. Übungen müssen Spaß machen, sonst hört man bald damit auf, und in diesem Buch findet der Leser eine Fülle von Anregungen, die Übungen zu seinem Vorteil zu nutzen.

Es gibt keine Zauberformeln für Fitneß, Gewichtsabnahme und Muskeltraining. Einiges an Anstrengungen ist schon erforderlich, dazu ein ausgewogenes Programm, vernünftige Ernährung, körpergerechte Haltung und regelmäßiges Üben. Vielbeschäftigten Menschen, denen es an der erforderlichen Initiative mangelt und die wahrscheinlich dazu neigen, langwierige und intensive Übungen vorzeitig abzubrechen, wird das nicht leichtfallen. Ich hoffe, daß dieses Buch vielen als Anregung dient, Ihrem Ziel näher zu kommen, besser auszusehen, sich gesünder zu fühlen und gleichzeitig künftigen Problemen vorzubeugen.

Dr. Thomas A. Crisp
Sportmediziner TD, B.Sc.,
MB, BS, Dip. Sports Med.

»Ich behaupte nicht zuviel, wenn ich sage, daß ich alles unternommen habe, um meinen Bauch flach zu halten ... Fasten, Diät, Übungen bis zum Überdruß und kosmetische Mittel.

Karens Bauchmuskeltraining hat mir nicht nur den flachen Bauch gebracht, den ich immer haben wollte, sondern – und das ist noch viel wichtiger – es hat meine Figur erheblich verbessert, indem es mich lehrte, wie man die Muskeln richtig trainiert und sich körpergerecht bewegt.

Sobald Sie den Bogen raus haben, werden Ihnen die Übungen zur Gewohnheit, und Fortschritte auf dem Weg zu einem flachen Bauch machen sich in kurzer Zeit bemerkbar.

Qualität geht über Quantität, das ist der Kernsatz des Trainings, und diese Einstellung gilt für alle Bereiche des Lebens.«

Brooke Shields
über das Bauchmuskeltraining

Einführung

Meinen Glückwunsch! Mit dem Erwerb dieses Buches haben Sie den ersten Schritt getan zur Verbesserung Ihrer Körperform, Ihres Aussehens und wie Sie sich fühlen. In diesem Buch werden wir uns mit der heikelsten Problemzone Ihres Körpers befassen, dem Bauch, der Schwachstelle fast jeden Mannes und jeder Frau. Ein flacher Bauch ist der große Traum, der in allen Kulturkreisen die Gemüter bewegt. Man erkennt auf den ersten Blick einen Menschen mit kräftiger, trainierter Bauchmuskulatur an seiner Körperhaltung, wie er sich bewegt, an seinem Gang und nicht zuletzt daran, wie großartig er in anschmiegsamer Kleidung aussieht. Solche Leute ragen einfach aus der Menge heraus.

Trotzdem bleibt ein flacher Bauch für die meisten Menschen in vielen Fällen ein unerreichbares Ziel, so frustrierend diese Aussicht auch sein mag.

Wie läßt sich das ändern? Der Schlüssel sind regelmäßige Stärkungsübungen, die sich gezielt mit Muskeln und Muskeltonus von Bauch und Taille beschäftigen. Das Erfreuliche dabei ist, daß wir keine umständlichen, sich ins Unendliche ziehenden Übungen über uns ergehen lassen müssen. Wenn Sie nämlich die richtigen Übungen nur ein paar Minuten lang täglich ausführen, werden sich die erwünschten Ergebnisse einstellen.

Es gab und gibt eine Menge von Trainingsprogrammen für die Stärkung der Unterleibsmuskulatur, und in diesem Buch finden Sie die Erklärung dafür, warum viele der herkömmlichen Übungen nicht das erhoffte Ergebnis bringen. Es ranken sich so viele Mythen und falsche Informationen um dieses Thema und führen dazu, daß viele Menschen eine Menge Zeit mit unnützen Übungen verschwenden, die weder Besserung bringen noch unser Wissen über die richtige Form und Technik bereichern. Das Ergebnis ist, daß nichts Greifbares dabei herauskommt, ganz abgesehen davon, daß wir riskieren, unserem Körper Schaden zuzufügen. Unser Bauchmuskeltraining hingegen zeigt Ihnen den richtigen und sicheren Weg,

Bauch und Taille zu stärken und zu formen, indem es der Qualität der Bewegungsabläufe große Bedeutung beimißt.

Die Übungen in diesem Buch sind in vier voneinander unabhängige Übungspläne unterteilt, basierend auf neuesten medizinischen Erkenntnissen. Zusammengenommen bilden sie ein umfassendes, hochqualifiziertes und effektives Programm, das dazu entworfen wurde, ein Optimum an Ergebnissen in kürzester Zeit zu erreichen, wobei besonders auf Ihre Gesundheit Rücksicht genommen wird.

Es kommt weder auf das Alter an noch auf die körperliche Verfassung. Dieses Trainingsprogramm wird auch Ihnen helfen, und die Übungen sind sowohl für Frauen als auch für Männer ausgelegt. Es ist nie zu spät, damit zu beginnen, und es spielt keine Rolle, wie schlaff die Muskulatur inzwischen geworden ist. Sie benötigen für dieses Programm keinerlei Vorkenntnisse und auch keine Geräte. Alle Übungen können zu Hause ausgeführt werden.

Was Sie allerdings mitbringen müssen, sind persönliches Engagement, Ausdauer und der ehrliche Wunsch, Ergebnisse zu erzielen. Wenn Sie die Aufgabe unter diesen Gesichtspunkten anpacken, sind wir überzeugt davon, daß auch Sie einen flachen Bauch mit kräftiger Muskulatur bekommen werden. Außerdem wird sich Ihre Körperhaltung verbessern, und die unerfreuliche Aussicht, einmal unter Rückenschmerzen zu leiden, wird auf ein Minimum reduziert. Sie werden sich viel besser fühlen und alle Verrichtungen des Alltags mühelos bewältigen.

Nun, was halten Sie davon? Wenn Sie mitmachen wollen, dann lassen Sie uns damit anfangen, das Trainingsprogramm besser kennenzulernen.

1 Was ist das Besondere an unserem Bauchmuskeltraining?

Der Crunch, wie Karen Amen ihre Methode nennt, ist ein Muskelaufbautraining, das mit dem Ziel entwickelt wurde, die Muskeln des Bauches und der Taille bewußt wahrzunehmen und zu stärken, um den mittleren Bereich des Körpers zu formen und zu straffen. Das Festigen dieser Muskeln bringt viele Vorteile, einmal ganz abgesehen von einer Verbesserung unserer äußeren Erscheinung, denn kräftige Muskeln sind wichtig für eine stabile, aufrechte Körperhaltung und die Stärkung des Rückens.

Bauch- und Hüftbereich sind Körperzonen, wo sich Alterungs- und Verschleißspuren am frühesten bemerkbar machen. Falls man sie nicht richtig und nachhaltig trainiert, erschlaffen die Bauchmuskeln, verlieren an Spannkraft, sacken ab und führen zu einer unschönen Wölbung. Wir alle finden einen vorquellenden Bauch unattraktiv, aber über längere Zeit gesehen kann so ein Bauch nicht nur zu einer seelischen Belastung, sondern zu viel ernsthafteren Problemen physischer Art führen, insbesondere im unteren Rückenteil.

Die Bauchmuskeln und Rückenmuskeln arbeiten als Einheit gemeinsam, um den Rumpf in aufrechter Stellung zu halten. Im Verein bilden sie ein natürliches Korsett, das die inneren Organe des Körpers vor äußeren Beeinträchtigungen schützt und Verschleißerscheinungen hemmt, die sich als Folge des Älterwerdens und einer fehlerhaften Verhaltensweise und ungesunden Lebensführung bemerkbar machen. Eine Schädigung der Festigkeit und des Tonus der Bauch- und Rückenmuskulatur führt unweigerlich zu Fehlhaltungen, indem es die untere Rückenpartie ungleichmäßig belastet und anfällig macht für Schädigungen und Schmerzen.

Nach den Erkenntnissen führender Repräsentanten der Sportmedizin sind achtzig Prozent aller Menschen zu irgendeiner Zeit ihres Lebens anfällig für Rückenschmerzen, körperliche Beeinträchtigungen oder Muskelschwäche, und diese Gefährdung wird mit zunehmendem Alter akuter. Aus Statistiken geht hervor, daß vier von fünf

Menschen unter Rückenproblemen leiden oder davon befallen waren – eine erschreckend hohe Zahl –, und in achtzig Prozent dieser Fälle handelt es sich um die Folgen einer geschwächten Unterleibsmuskulatur.

Das Bauchmuskeltraining bietet uns nun die Möglichkeit, einem weitverbreiteten und häufig sehr schmerzhaften Verlust des natürlichen Bewegungsverhaltens entgegenzuwirken, mit vollständigem Verzicht auf chirurgische Eingriffe oder medikamentöse Behandlung. Die Anwendung des Trainings in der Praxis, die Überwachung seiner Auswirkungen und medizinische Untersuchungen haben ergeben, daß diese Übungen die wirksamste und sicherste Methode sind, auf den mittleren Bereich des Körpers kräftigend und formend einzuwirken.

Fünf bis fünfzehn Minuten körpergerecht absolviertes Training pro Tag, in Verbindung mit einigen Übungen zur Lockerung und Stärkung der Rückenmuskulatur, reichen aus, den Unterleibsbereich zu straffen und den Rücken vor schädigenden Einwirkungen zu schützen. Gleichzeitig wird das natürliche Stützkorsett des Körpers gestärkt und bleibt voll funktionstüchtig, eine notwendige Maßnahme, um Verschleißerscheinungen als Folge des Alterungsprozesses entgegenzuwirken. Und als Zugabe bekommen Sie eine gute Figur, sehen prima aus und fühlen sich rundherum wohl.

Ist das Sit-up passé?

Das Sit-up, das Aufrichten mit gestreckten Beinen aus der Rückenlage zum Sitzen, ist die gebräuchlichste und am häufigsten praktizierte Übung, die Bauchmuskeln zu trainieren. Das mag beim Sporttraining durchaus angebracht sein, aber es ist völlig ungeeignet für die Formung von Bauch und Taille und darüber hinaus schädlich für den Rücken.

Forschungsergebnisse und Untersuchungen in jüngster Zeit haben ergeben, daß das Aufrichten aus der Rückenlage zum aufrechten Sitzen den geraden Bauchmuskel (*M. rectus abdominis*) vergleichsweise gering beansprucht und statt dessen anderen Muskeln zugute kommt, insbesondere dem Lendendarmbeinmuskel (*M. iliopsoas*), der, gemeinsam mit dem vierköpfigen Schenkelstrecker (*M. quadri-*

ceps femoris), für die Bewegung im Hüftgelenk verantwortlich ist. Beim Einnehmen einer aufrechten Sitzhaltung aus der Rückenlage findet die Belastung des »Abdominis« nur im unteren Bereich der Bewegung statt und geht über 30 bis 45 Grad der Bewegung nicht hinaus. Danach übernimmt der Lendendarmbeinmuskel die Hauptarbeit, und die Bauchmuskulatur ist nicht mehr beteiligt.

Der Lendendarmbeinmuskel geht vom ersten bis vierten Lendenwirbel aus und ist mit dem Oberschenkelknochen verbunden. Jedesmal, wenn wir uns zur Sitzhaltung aufrichten, zerrt dieser Muskel an den Lendenwirbeln, verbiegt die Wirbelsäule und erhöht das Verletzungsrisiko. Wenn wir diese Bewegung zu schwungvoll oder gar ruckartig ausüben, multiplizieren wir die Kraft dieser Muskelanstrengung, und die Gefahr einer Rückenverletzung im Lendenwirbelbereich nimmt zu. Insbesondere das altväterliche Sit-up mit gestreckten Beinen übt ungleichmäßigen Druck auf die Bandscheiben der Lendenwirbel aus und erhöht die Beanspruchung des unteren Rückenteils.

Es ist somit offensichtlich, daß das Aufrichten aus der Rückenlage gegenüber unseren Übungen den gravierenden Nachteil hat, die Bauchmuskulatur nur wenig zu beanspruchen, den unteren Rückenbereich aber desto stärker zu belasten und dabei die Verletzungsgefahr zu erhöhen.

Wie Karen Amens Methode das Bauchmuskeltraining revolutioniert hat

Das Übungsprogramm ermöglicht ein wirbelsäulengerechtes, ausgewogenes Bewegungsverhalten, wodurch in erster Linie die Muskeln des Bauches und der Taille aktiviert werden, was zu einer wesentlichen Steigerung der Wirksamkeit der Übung führt, da es gleichzeitig das Risiko einer Rückenverletzung erheblich mindert.

Im Prinzip besteht die Grundübung aus einem Krümmen oder Beugen des Rückgrats, wobei die Muskeln im Bereich des Bauchs und der Taille angespannt werden. In der Ausgangsstellung neigt sich der Brustkorb in Richtung des Beckens, und der mittlere und untere Rückenteil ruhen fest auf dem Fußboden. Dadurch wird die Tätigkeit des Lendendarmbeinmuskels auf ein Minimum reduziert und die Belastung fast ausschließlich und ohne Verletzungsgefahr für die Wirbelsäule auf die Bauchmuskulatur übertragen.

Die Ausgangsstellung läßt sich vielfach variieren, und jede Stellung zielt darauf ab, auf eine oder mehrere Muskelgruppen des Unterleibs einzuwirken. Jede dieser Muskelgruppen im Hinblick auf ihre Funktionen zu trainieren ist ein wichtiger Schritt auf dem Weg zur Straffung der Unterleibsmuskulatur und zu einem flachen Bauch. Sehen wir uns die Muskeln, mit denen wir uns beschäftigen wollen, einmal näher an.

Gerader Bauchmuskel *(M. rectus abdominis)*. Dieser Muskel zieht sich wie ein senkrecht verlaufendes Band vom Brustkorb über den Bauch bis zur Schamgegend herab, liegt also genau in der Mitte der Körperpartie, die wir flach und spannkräftig halten wollen. Wir benutzen ihn, wenn wir den Rumpf nach vorn beugen, also den Brustkorb zum Becken hin bewegen. Diese Bewegungen heißen Rumpfbeugen.

Äußerer und innerer schräger Bauchmuskel *(M. obliquus externus abdominis, M. obliquus internus abdominis)*. Wenn wir eine schmale, schlanke Taille anstreben, dann müssen wir uns um diese Muskeln kümmern. Sie reichen an beiden Seiten des Rumpfes vom Brustkorb bis zu den Hüften hinab, bewirken die Drehung des Rumpfes und unterstützen die Bewegungen der Rumpfbeugung. Wenn wir die Ausgangsstellung der Grundübung bei gleichzeitiger Rumpfdrehung einnehmen, dann beanspruchen und trainieren wir verstärkt diese Muskeln. Jedesmal, wenn wir die linken inneren schrägen Bauchmuskeln trainieren, wirkt sich das automatisch auf den rechten äußeren schrägen Bauchmuskel aus und umgekehrt.

Querer Bauchmuskel *(M. transversus abdominis)*. Die Fasern dieses Muskels spannen sich fächerartig über den Unterleib, ausgehend von den Rippen bis zum Becken. Indem er zur Mitte hin breiter wird und zu den Seiten der Beckenpartie hin schmaler, wirkt dieser Muskel wie ein natürlicher Gürtel, der unsere inneren Organe zusammenhält. Atmen Sie einmal ganz tief ein und dann wieder aus. Mit diesem Muskel pressen Sie die Luft aus den Lungenflügeln, wobei sich gleichzeitig die Bauchdecke abflacht und spannt. Das ist eine der wesentlichsten Techniken bei allen Übungen des Trainings.

Sinn und Zweck dieses Buches liegen darin, die verschiedenen Muskeln des Unterleibsbereiches gezielt und wirkungsvoll zu trainieren. Nachdem Sie die Grundschritte der Übungstechnik begriffen haben, werden Sie erkennen, daß Sie, anders als beim Aufrichten aus der Rückenlage, diese Übungen nicht bis zum Überdruß wiederholen müssen, sondern daß die Ergebnisse viel überzeugender sind, wobei hier zu keiner Zeit die Gefahr besteht, daß Sie dabei Ihren Rücken ruinieren. Und je weniger häufig Sie die täglichen Übungen auszuführen brauchen, desto weniger Zeit müssen Sie dafür aufwenden.

Dies ist eine der wenigen Trainingsmethoden, die von jedermann risikolos ausgeführt werden können, insbesondere von Menschen, die gut aussehen und sich auch so fühlen wollen, die Wert auf einen straffen, flachen Bauch, ein natürliches Bewegungsverhalten und eine rundum zufriedenstellende körperliche Verfassung legen. Dazu brauchen Sie keine Erfahrungen in Gymnastik. Ob in jungen Jahren oder in fortgeschrittenem Alter, ob männlichen oder weiblichen Geschlechts, jeder kann bei diesem Trainingsprogramm mitmachen und die Übungen auf seine Weise nachvollziehen. Voraussetzung ist allerdings, daß keine orthopädisch bedingten Einschränkungen zu beachten sind oder gar gravierende Verletzungen vorliegen.

Wir haben Trainingsteilnehmer, die über achtzig sind und die sich, dank fleißigen Trainings und Kräftigung der Rückenmuskulatur, einer ausgezeichneten körperlichen Verfassung erfreuen und noch nie über Rückenbeschwerden geklagt haben. Ihr Bauch ist flach, die Taille schlank. Viele unserer jüngeren Trainingsteilnehmer haben nach regelmäßigem Üben festgestellt, daß ihre anhaltenden Schmerzen und Beeinträchtigungen geringer geworden sind und sie sich nun auch wieder sportlich betätigen können, ohne Verletzungen fürchten zu müssen.

Wenn Sie wissen wollen, wie Sie das Bauchmuskeltraining für Ihre Bedürfnisse nutzen können, dann lesen Sie das nächste Kapitel.

2 So wenden Sie das Bauchmuskeltraining an

Dieses Buch führt Sie schrittweise durch vier Übungsgruppen, die zusammen ein dynamisches, fortschrittliches Programm bilden. Es beginnt mit den einfachen Grundübungen in Plan 1 und endet mit den anspruchsvolleren Übungen in Plan 4. Hier finden Sie eine Sammlung körpergerechter und wirkungsvoller Übungen, die auf der Grundlage neuester Erkenntnisse entwickelt wurden. Die Auswahl der Übungen erfolgte nach dem Prinzip des geringsten Risikos bei größtmöglicher Nutzanwendung, und sie ermöglichen es Ihnen, Ihr Ziel zu erreichen, ohne Tag für Tag viel Zeit für das Training aufwenden zu müssen.

Unser Bauchmuskeltraining ist eine der wenigen Methoden des Körpertrainings, bei denen die Betonung auf der Qualität der Übungen und Techniken liegt und nicht auf dem Zeitfaktor. Dies ist einer der Gründe, warum wir Bauch und Taille trainieren können und schon nach erstaunlich kurzer Zeit mit einem Ergebnis rechnen dürfen. Es kommt gar nicht so sehr darauf an, wie viele verschiedene Übungen im Bauchbereich wir ausführen und wie häufig wir sie wiederholen. Wenn wir jedoch nicht die richtige Technik dabei anwenden, wird das Ergebnis enttäuschend sein.

Ob Sie nun zum erstenmal Ihren Körper trainieren oder regelmäßig üben, dieses Programm ist für alle von Nutzen. Die einzigen Voraussetzungen, die Sie mitbringen müssen, damit wir Sie auf dem richtigen Weg begleiten können, sind Ausdauer und Bereitschaft zum Mitmachen.

Was bieten die Übungspläne?

Jeder der vier Übungspläne setzt sich aus einer Gruppe sorgfältig aufeinander abgestimmter Übungen zusammen und bildet ein vollständiges, in sich geschlossenes Training. Ihre Aufgabe besteht darin, die Übungen nacheinander in der vorgegebenen Reihenfolge durchzuführen. Dabei steigern Sie Ihre Leistungsfähigkeit und bereiten sich auf die Herausforderung in Plan 4 vor. Jeder Übungsplan ist so ausgelegt, daß er auf der im vorhergehenden Plan gewonnenen körperlichen Ertüchtigung und Kraft sowie auf den während des Trainings gesammelten Erfahrungen aufbaut. Es ist deshalb von ausschlaggebender Bedeutung, daß Sie einen Übungsplan vollständig beherrschen, bevor Sie sich dem nächsten zuwenden.

In Plan 1 lernen wir die allereinfachsten Techniken. Wir werden uns darauf konzentrieren, uns körpergerecht zu bewegen, indem wir die Regeln für physiologisch einwandfreie Körperhaltung und richtiges Atmen genau befolgen.

In Plan 2 nehmen wir uns vor, den Körper zu kräftigen, indem wir die Belastung der Muskelgruppen allmählich erhöhen und den zeitlichen Bewegungsablauf variieren.

Plan 3 macht Sie mit einer größeren Vielfalt komplexer Bewegungsabläufe vertraut, indem wir die Geschwindigkeit des Bewegungsablaufs und die dabei eingenommene Körperhaltung variieren, um die Muskelgruppen einer Art Schocktherapie zu unterziehen. Indem wir die Muskelgruppen auf unterschiedliche Weise beanspruchen, beispielsweise durch schnellere oder langsamere Bewegungsabläufe, oder die Konzentration auf eine bestimmte Bewegung richten, kommen wir unserem Ziel ein gutes Stück näher.

In Plan 4 schließlich stellen wir uns der großen Herausforderung, die uns mit den anspruchsvollsten Kombinationen aus Bewegung und Körperhaltung konfrontiert und uns alle Fähigkeiten abverlangt, die wir in Plan 1 bis 3 gelernt haben.

Die meisten Methoden, mit denen wir Sie in diesem Trainingsprogramm vertraut machen wollen, sind absolut neu. Auf welchem Stand der Fitneß Ihr Körper auch sein mag, nehmen Sie sich grundsätzlich vor, mit Plan 1 zu beginnen und seine Übungen so lange auszuführen, bis Sie mit den Techniken gründlich vertraut sind, denn alles weitere baut darauf auf. Jeder sich daran anschließende Plan wird Ihre Fähigkeiten und Kräfte weiterbilden und Sie auf dem Weg zum Ziel ein Stück voranbringen. Gehen Sie also erst dann zum nächsten Plan über, wenn Sie die Übungen des vorherigen wirklich vollkommen beherrschen. Lassen Sie sich Zeit, überstürzen Sie nichts. Halten Sie sich immer vor Augen, daß der

Schlüssel zu Ihrem Erfolg die Qualität von Technik und Körperbeherrschung ist.

Nachdem Sie Plan 4 erfolgreich abgeschlossen haben, können Sie damit beginnen, die Abfolge der einzelnen Übungspläne nach Ihren eigenen Vorstellungen zu ändern und mit Ihren übrigen Terminplanungen zeitlich in Übereinstimmung zu bringen. Wir empfehlen Ihnen sogar, gelegentlich so vorzugehen, um möglichst viele verschiedene Körperhaltungen zu trainieren und alle Muskeln zu beanspruchen. Außerdem können Sie als zusätzliche Herausforderung die in Kapitel 5 dargestellten Übungen in Angriff nehmen, die den Zweck haben, die Belastung des Körpers weiter zu erhöhen. Insgesamt gesehen verfügen Sie damit über ein wirklich flexibles Trainingsprogramm, das Sie nach Belieben steuern können.

Machen Sie Gebrauch von diesen Plänen, indem Sie sie mit Ihrem individuellen Lebensrhythmus in Einklang bringen. Falls Sie aus irgendeinem Grund das Programm für eine Woche oder länger unterbrechen wollen oder müssen, dann beginnen Sie bei Wiederaufnahme des Trainings noch einmal von vorn, also mit Plan 1, um sich wieder mit den Grundübungen vertraut zu machen.

Bevor Sie beginnen

Jede Art von Körpertraining ist am wirkungsvollsten, wenn Sie sich vorher aufwärmen und nach den Übungen langsam abkühlen. Sie kämen bestimmt nicht auf den Gedanken, Fußball zu spielen oder irgendeine andere sportliche Betätigung ausüben zu wollen, ohne sich vorher aufzuwärmen. Für Fitneßprogramme gilt dasselbe. Beginnen Sie Ihr tägliches Training, indem Sie die auf den Seiten 32 bis 48 dargestellten Übungen zum Aufwärmen ausführen. Die unterschiedlichen Bewegungen Ihres Körpers machen die Muskeln geschmeidig und schützen vor Überbeanspruchung und möglichen Verletzungen.

Aus demselben Grund müssen Sie nach dem Training Ihren Körper in den Zustand zurückführen, in dem er sich bei Beginn der Übungen befunden hat, indem Sie ihn abkühlen, wie die Übungen auf den Seiten 149 bis 164 zeigen.

Kräftigung des Rückens

Zur Abrundung des Trainingsprogramms haben wir auf den Seiten 165 bis 177 einige einfache Übungen zur Stärkung der Rückenmuskulatur eingefügt. Wenn Sie einige davon im Anschluß ans Abkühlen ausführen, stärken Sie Ihre Rückenmuskeln und halten sie funktionstüchtig. Dies kommt Ihrem Training zugute und erhöht die Kraft und Flexibilität des gesamten Körpers. Auch nach der Stärkung des Rückens empfiehlt es sich, die Rückenentspannungs-Übungen auszuführen.

Wieviel Zeit pro Tag benötige ich für die Übungen?

Es kommt allein auf Ihre Kondition an, wieviel Zeit Sie Ihren täglichen Übungen widmen. In diesem Buch finden Sie Empfehlungen zur Anzahl der Wiederholungen, aber wenn Sie ungeübt sind oder schon seit längerem kein Körpertraining absolviert haben, beginnen Sie, sagen wir, mit vier Wiederholungen pro Übung oder so vielen, wie Sie bei mäßigem Tempo und mit voller Konzentration durchführen können. Wenn Sie merken, daß Ihnen anfangs nur zwei Wiederholungen pro Übung gelingen, dann ist das durchaus in Ordnung. Sie befinden sich trotzdem auf dem besten Weg zu einem flachen, straffen Bauch. Halten Sie sich stets vor Augen, daß dieses Trainingsprogramm Ihr Programm ist, über dessen Ablauf und Fortgang Sie frei bestimmen, und Sie können es sich einrichten, wie es Ihnen am bequemsten in den Tagesablauf paßt.

Bei Übungen, die sich auf den Unterleib auswirken, ermüden in der Regel als erste die Hals- und Schultermuskeln. In dem Maße, wie Ihr Körper gekräftigt wird und Sie Ihre Technik perfektionieren, nimmt auch die Fähigkeit zu, eine größere Anzahl von Wiederholungen einer Übung auszuführen.

Verglichen mit anderen Muskelgruppen neigt die Bauchmuskulatur dazu, weniger schnell zu ermüden. Man trainiert sie am besten in möglichst lange andauernden Intervallen. Das heißt, Sie können eine große Anzahl von Wiederholungen ausführen, bevor Sie das Bedürfnis verspüren, sich ausruhen zu müssen. Ihr Ziel sollte es sein, ganz allmählich die Anzahl der Wiederholungen zu erhöhen, so daß am Ende dieser Aufbauphase fünfzehn Minuten intensives Tagestraining stehen.

Wie häufig muß ich trainieren?

Um Ihre Figur sichtbar zu verbessern, müssen Sie das Bauchmuskeltraining an vier oder fünf Tagen in der Woche absolvieren, oder Sie lassen jeweils einen Tag aus und setzen das Programm am übernächsten Tag fort. Nun kann es vorkommen, daß Sie beispielsweise zwei Tage hintereinander trainiert haben und sich etwas schlapp und müde fühlen. Am dritten Tag sollten Sie also nicht schon wieder trainieren, sondern sich von den Anstrengungen erholen, sich entspannen und zu diesem Zweck die Aufwärm- und Entspannungsübungen auf den Seiten 32–48 und 149–165 ausführen. Diese Übungen sind vorzüglich dazu geeignet, Ermüdungserscheinungen entgegenzuwirken, und sie sorgen gleichzeitig für eine gute körperliche Verfassung, so daß das bis dahin Erreichte nicht wieder verlorengeht. Obwohl die Bauchmuskeln zu jenen wenigen Muskeln zählen, die man, wenn man will, jeden Tag trainieren kann, empfehlen wir dennoch, daß Sie an einem Tag in der Woche eine Ruhepause einlegen, besonders wenn Sie im Körpertraining ungeübt sind.

Welches ist die günstigste Tageszeit für das Bauchmuskeltraining?

Es gibt keine günstigste Tageszeit. Sie können trainieren, wann immer Sie Lust und Laune haben. Unmittelbar nach einer ausgiebigen Mahlzeit sollten Sie es allerdings nicht tun, und wenn Sie es vorziehen, Ihr Training in die Abendstunden zu verlegen, dann sollten Sie danach eine Stunde verstreichen lassen, bevor Sie zu Bett gehen. Ansonsten gibt es keine Einschränkungen. Es kann rund um die Uhr trainiert werden, gleich nach dem Aufstehen, während der Mittagspause oder am Abend. Schließlich geht es ja nur um fünfzehn Minuten am Tag, und die lassen sich doch leicht unterbringen. Wenn Sie allerdings zu jenen Menschen gehören, denen, sobald der Tag begonnen hat, keine ruhige Minute mehr vergönnt ist, dann richten Sie es so ein, daß Sie Ihre Übungen gleich nach dem Aufstehen absolvieren, bevor Sie etwas anderes tun oder Ihnen etwas in die Quere kommt. Es muß ja nicht jeden Tag auf die Minute genau zur selben Zeit geschehen, aber es gibt auch Leute, denen ist es lieber, wenn ihr Tagespensum nach einem festgelegten Zeitplan abläuft. Welchem Typ Sie sich nun zurechnen, tun Sie, was Sie für gut und richtig halten. Wichtig ist, daß Sie überhaupt etwas tun.

Wann sehe ich erste Ergebnisse?

Eine gute Frage, aber nicht ganz leicht zu beantworten. Der Grad Ihres Fortschritts wird bestimmt von der Qualität und Intensität Ihres Trainings, mit welchem Engagement Sie die Bewegungen vollziehen und mit welcher Beharrlichkeit Sie bei der Sache sind. Wenn Sie unsere Anleitungen und Ratschläge genau befolgen, täglich fünf bis fünfzehn Minuten trainieren und dies vier- oder fünfmal wöchentlich tun, dann können wir Ihnen versprechen, daß Sie schon nach vier Wochen erste, wenn auch zaghafte Erfolge spüren. Nach drei Monaten sieht alles schon sehr viel besser aus. Dann ist Ihr Bauch zwar nicht ganz weg, aber er ist schon so flach und fest geworden, daß Sie vor Freude in die Luft springen werden. Wenn Sie einmal so weit sind, können Sie eine etwas ruhigere Gangart einlegen und das Training auf drei Tage in der Woche reduzieren, damit Ihre gute Figur erhalten bleibt. Sollte sich daran etwas ändern, können Sie das Programm jederzeit wieder auf mehrere Tage ausdehnen.
Wir raten Ihnen dringend, über den Trainingsablauf Buch zu führen und die Fortschritte in Zahlen festzuhalten. Dazu benutzen Sie am besten unser Trainings-Logbuch, das Sie am Schluß dieses Buches finden. Es wird Sie immer wieder daran erinnern, Ihr Ziel beharrlich zu verfolgen.

Was kann ich sonst noch tun,
um das Ergebnis positiv zu beeinflussen?

Erfolg werden Sie nur haben, wenn Sie ihn sich ganz fest wünschen und sich bildlich vorstellen, wie Sie nach dem Training aussehen werden. Die innere Einstellung zum gesamten Trainingsprogramm ist genauso wichtig wie Ihre körperlichen Anstrengungen. Setzen Sie sich in Gedanken vor den Spiegel, und stellen Sie sich vor, Ihr Bauch wäre flach und straff, und sagen Sie zu sich selbst, ich will besser aussehen und mich besser fühlen, ich möchte kräftiger und auch gesünder sein und keine lästigen Rückenschmerzen mehr haben. Versuchen Sie's mal, machen Sie sich Mut, bauen Sie sich von innen heraus selbst auf – Sie werden sehen, das hilft. Nach Vollendung jedes Übungsplans konzentrieren Sie sich voll auf die Vorstellung, daß Sie sich gestärkt fühlen und daß es Ihnen viel besser geht als vorher. Sich die Folgen des Trainings auszumalen, die Ergebnisse von ihrer schönsten und erstrebenswertesten Seite zu sehen, sind die ersten Schritte auf dem Weg zu gutem Gelingen.
Planen Sie in die Zukunft, und nehmen Sie sich Zeit für sich selbst. Den ganzen Tag lang müssen wir uns um Dinge kümmern, die uns eigentlich nur am Rande berühren, und vernachlässigen dabei oft unsere ureigensten Belange. Damit ist jetzt Schluß. Jetzt sind zur Abwechslung mal Sie an der Reihe, und wenn auch nur für fünf Minuten am Tag. Aber diese fünf Minuten gehören Ihnen allein, fünf Minuten, die Ihr Aussehen verändern, Ihrer Figur und Ihrer Gesundheit zugute kommen.
Wenn Sie sich das vornehmen und mit dieser Einstellung an die Übungen herangehen, dann sind Sie geistig aufnahmefähig für die Prinzipien eines Trainings, das die Funktionen Ihres Körpers kräftigt und Ihre Körperwahrnehmungen schärft. Richten Sie Ihre Gedanken nach innen, und konzentrieren Sie sich während des Übungsablaufs auf die Vorteile, die Ihnen das Training bringt. Sie werden das Gefühl bekommen, daß alles sehr viel schneller und müheloser geht, und das erstrebte Ziel rückt in greifbare Nähe.

Was Sie noch wissen sollten

Es gehört zu den integralen Bestandteilen dieses Trainingsprogramms, daß Sie während des ganzen Tages eine gesunde, körpergerechte Haltung einnehmen und daß Sie sich zur Ordnung rufen, sobald Sie nachlässig werden. Gleichgültig, was Sie auch tun – stehen, sitzen, kochen, Geschirr spülen, telefonieren –, jeder Vorgang beeinflußt die Körperhaltung, und auf die müssen Sie achten. Vergegenwärtigen Sie sich immer wieder, wie Sie Ihre Bauchmuskulatur einsetzen, um den Rumpf aufrecht zu halten und gegen die Auswirkungen der Schwerkraft anzukämpfen, die sich mit fortschreitendem Alter immer deutlicher bemerkbar machen.

Während Sie an sich arbeiten und auf einen beneidenswert flachen Bauch zusteuern, sollten Sie auch einmal einen Blick auf Ihre anderen Lebensgewohnheiten werfen. Da liegt doch sicher auch einiges im argen und bedarf der Korrektur. Um rundum fit und gesund zu sein, schlagen wir Ihnen vor, daß Sie unser Trainingsprogramm mit einigen Aerobic-Aktivitäten anreichern, häufig laufen und schwimmen. Dazu gehört auch ein vernünftiges, ausgewogenes Ernährungsprogramm, arm an Fetten und reich an Kohlehydraten – und natürlich immer viel frisches Obst und Gemüse.

Was kann ich von diesem neuartigen Bauchmuskeltraining erwarten?

Wenn Sie die Anleitungen genau befolgen und einhalten, kann dieses Programm folgendes bewirken:

→ einen flachen, straffen Bauch
→ eine schlanke Taille mit Auswirkungen auf die ganze Figur
→ eine Figur, die auch in hautenger Kleidung phantastisch aussieht
→ gute Gesundheit und ungetrübtes Wohlbefinden
→ körpergerechte Haltung und ausgewogene Bewegungsabläufe
→ gestärkte Unterleibsmuskulatur zum Schutz und Zusammenhalt der inneren Organe und zur Stützung des Rückens
→ verbesserte Atemtechnik
→ geringere Anfälligkeit für Rückenbeschwerden

WAS BIETEN DIE ÜBUNGSPLÄNE?

→ die Fähigkeit, tägliche Verrichtungen effizienter und unbeschwerter zu erledigen

Bevor Sie mit dem Training beginnen

Es spielt keine Rolle, in welchem Zustand körperlicher Fitneß Sie sich befinden, Sie beginnen in jedem Fall mit Plan 1, denn diese Übungen machen Sie vertraut mit den Ausgangsstellungen und Atemtechniken. Beide zählen zu den wesentlichen Bestandteilen des Trainingsprogramms, und Sie müssen sie beherrschen, wenn Sie Fortschritte machen wollen. Unterziehen Sie sich den Übungen genau in der Reihenfolge, wie wir sie Ihnen vorstellen, befolgen Sie die allen Abbildungen beigefügten Anleitungen, und beachten Sie auch die grau unterlegten Trainingshinweise. Vollziehen Sie die Bewegungen fließend und unverkrampft. Zu schwungvolle, stoß- oder ruckartige Bewegungen können zu einer Überbeanspruchung des Rückens führen.

Neutralstellung

Ein wichtiger Punkt bei der Anwendung der Übungstechniken ist die Haltung des gesamten Beckengürtels in einer Stellung, die wir als neutral bezeichnen wollen. Wie man das Becken in Neutralstellung hält, müssen Sie als erstes lernen, denn das neutral gestellte Becken garantiert die natürliche Krümmung der Wirbelsäule. Bei wirbelsäulengerechtem Verhalten ist die Rumpfhaltung im Stehen und im Sitzen optimal. Vielleicht hat man Ihnen in anderen Gymnastikkursen erzählt, daß Sie den Rücken flach auf den Boden drücken müssen, damit kein Hohlkreuz entsteht und die Bandscheiben nicht ungleichmäßig belastet werden. Inzwischen weiß man, daß forciertes Flachdrücken des Rückens gleichermaßen Bandscheibenschäden hervorrufen kann, denn es beeinträchtigt die physiologischen Eigenschaften des Rückgrats. Außerdem zwingt ein Flachrücken den Rumpf in eine Stellung, die ein Kippen des Beckens zur Folge hat, was wiederum die Länge des Bewegungsspielraums bei Abwärtsbewegungen um mindestens zehn Grad verkürzt. Vor Trainingsbeginn ist es deshalb wichtig, daß Sie eine im obigen Sinne beschriebene neutrale Haltung einnehmen (siehe Plan 1) und diese während des gesamten Übungsverlaufs beibehalten, sofern wir Ihnen keine anderslautende Anweisung geben. Auf diese Weise soll die Wirbelsäule etwas in die Länge gestreckt werden, ohne die natürliche Krümmung der Lende zu beeinträchtigen.

Haltung

Unterstützen Sie Ihr Training zum Kräftigen der Bauchmuskeln und der Taille, indem Sie sich ganz bewußt um eine körpergerechte Haltung bemühen, denn damit stabilisieren Sie die Wirbelsäule und schaffen einen straffen Muskelgürtel, der die inneren Organe zusammenhält und den Rücken stützt. Während des ganzen Tages, im Stehen wie im Sitzen, sollten Sie die Schultern niemals hängen lassen, sondern hochziehen und zurückdrücken und auf eine wirbelsäulengerechte Verhaltensweise achten, indem Sie den Bauch einziehen.

Stehen. Im Stehen sollten Ihre Füße ungefähr hüftbreit gespreizt sein. Das Körpergewicht ist gleichmäßig auf beide Füße verteilt, nicht nur auf einen, wie das viele Menschen gedankenlos tun. Halten Sie die Kniegelenke locker, und spannen Sie sie nicht dadurch an, daß Sie beispielsweise die Knie durchdrücken. Der untere Rückenteil befindet sich weder in Vorbeuge noch in Rückbeuge, sondern liegt in der Mitte zwischen den beiden Extremen. Die Unterleibsdecke ist einwärts und aufwärts gezogen. Die Schultern sind gerade gerichtet und vollkommen entspannt. Das beachtliche Gewicht des Kopfes ruht bei natürlicher Krümmung der Halswirbelsäule zentriert und gleichmäßig verteilt auf beiden Schultern. Recken Sie das Kinn nicht vor, aber neigen Sie den Kopf so weit zurück, daß sein Gewicht den Rumpf weder nach vorn noch nach hinten zieht. Wenn Sie ein Neugeborenes auf dem Arm halten, dann stützen Sie seinen Kopf instinktiv mit der Hand ab, damit er gerade bleibt, und darauf müssen auch Sie selbst beim richtigen Stehen achten.
Abbildungen 1 und 2 zeigen, wie die Muskeln des Unterleibs und des Rückens zusammenwirken, um eine körpergerechte Haltung zu

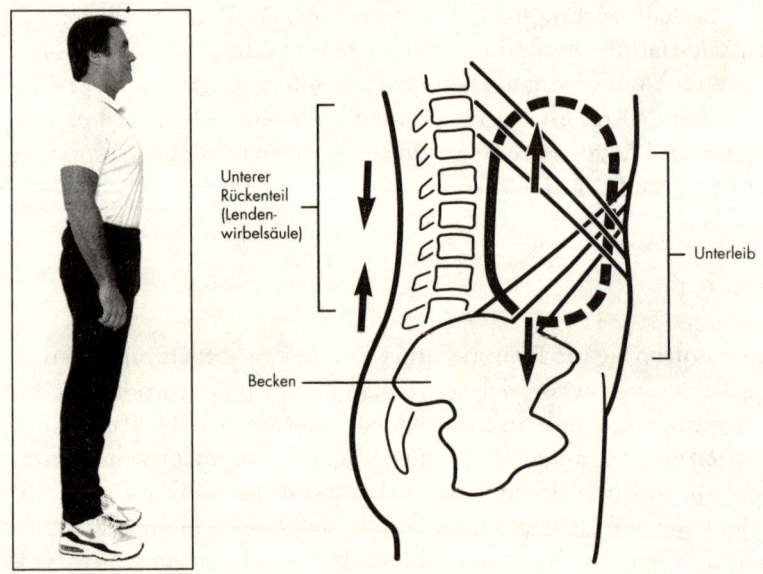

Abbildung 1: Wirbelsäulengerechte Körperhaltung

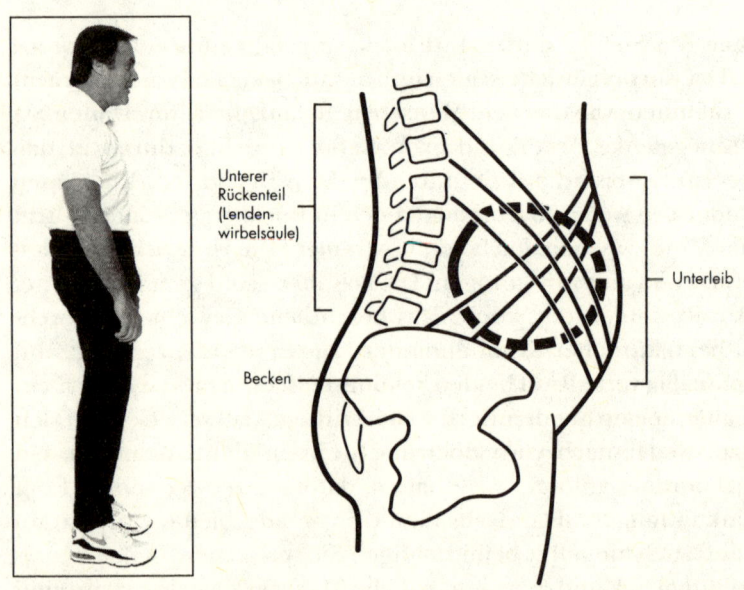

Abbildung 2: Wirbelsäulenbelastende Körperhaltung

ANWENDUNG

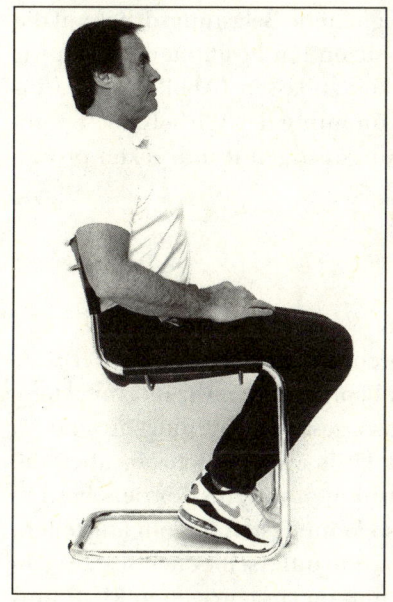 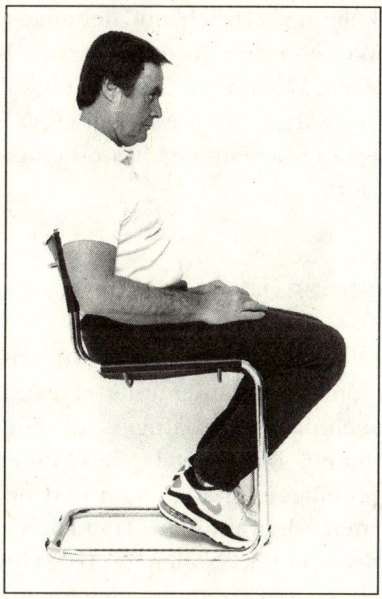

Abbildung 3: Richtiges Sitzen   *Abbildung 4:* Falsches Sitzen

gewährleisten. In Abbildung 1 sehen Sie, wie die Bauchhöhle in Pfeilrichtung aufwärts und abwärts gestreckt wird, wenn Sie den Bauch einziehen. Die Wirbelsäule wird vom Gewicht des nach vorn hängenden Bauchs entlastet und kann ihre natürliche Krümmung einnehmen. Das ist eine wichtige Voraussetzung dafür, daß der Rücken funktionstüchtig bleibt und Anstrengungen ohne Verletzungsrisiko verkraftet.

In Abbildung 2 sehen Sie die Folgen einer Schwächung der Bauchmuskulatur. Der Bauch quillt vor, was vom Einsinken der Schultern und dem Hängenlassen des Kopfes begleitet wird. In diesem Zustand steigt der Belastungsdruck auf die Wirbelsäule (wie an den sich kreuzenden Linien zu sehen ist), und die natürliche Krümmung wird überdehnt.

Sitzen. Abbildung 3 zeigt die richtige Sitzhaltung, wobei anzumerken ist, daß Sitzen sich grundsätzlich rückenbelastend auswirkt. Bei falschem, zusammengesunkenem Sitzen belasten wir die Rumpfmuskulatur zusätzlich, und der unausgeglichene Belastungsdruck auf die Wirbelsäule wird noch stärker. In sitzenden Positionen neigen wir dazu, Hüften und Becken einknicken zu lassen (Abbildung 4), was auf Kosten der physiologischen Krümmung der Wirbelsäule im unteren Rückenteil geht und einen ungünstigen Rundrücken produziert.

Atmen

Die Bedeutung richtigen Atmens – eine lebenswichtige Körperfunktion – wird häufig unterschätzt. In Plan 1 werden wir uns mit Atemtechniken beschäftigen, die für das gesamte Trainingsprogramm gelten. Der Vorgang des Atmens läuft automatisch ab, aber die jeweiligen Betätigungen und Belastungen unseres Körpers bestimmen, wie wir atmen. Man kann also keine festen Regeln aufstellen, wie wir atmen sollen, weil die Umstände unterschiedlich sind. Wichtig ist, daß wir immer gleichmäßig und im ausgewogenen Rhythmus atmen.

Allerdings setzen Kräftigungsübungen voraus, daß dem Atmen besondere Beachtung beigemessen wird. Die körperlichen Anstrengungen, welche die Übungen begleiten, haben zur Folge, daß der Druck der eingeatmeten Luft in Brust und Unterleib unverhältnismäßig hoch ansteigt. Wir müssen ausatmen, um den Druck abzubauen und die Übung zu vollenden. Würden wir die Luft unbewußt anhalten, was in Streßsituationen häufig vorkommt, stiege der Blutdruck: ein ganz und gar unerwünschter Zustand, vor allem für Menschen, die ohnehin unter erhöhtem Blutdruck leiden.

Was lernen wir daraus für unser Bauchmuskeltraining? Viele Trainingsanfänger neigen dazu, während der Übungen das Atmen zu unterbrechen und die Luft anzuhalten. Das führt dazu, daß der Bauch aufgebläht wird. Wenn wir bei den Übungen nicht ausatmen, während wir Schultern und Brustkorb heben, sind wir nicht in der Lage, die Bauchmuskulatur zu spannen und die Bauchdecke zu straffen. Das heißt, wir können die Übung nicht erfolgreich abschließen.

Zum Ausatmen beim Heben der Schultern und des Brustkorbs benutzen wir den schrägen Abdominis-Muskel. Wie bereits dargestellt, besteht die hauptsächliche Aufgabe des äußeren schrägen Bauchmuskels darin, kraftvolles Ausatmen zu ermöglichen, wodurch wir in die Lage versetzt werden, die Bauchdecke einwärts und aufwärts zu ziehen. Wenn wir also während dieser Anspannung ausatmen, lassen wir diesen Muskel kräftig arbeiten, um den Überdruck in der Bauchhöhle abzubauen. Der Muskel erledigt diese Aufgabe, indem er die Bauchhöhle in Längsrichtung dehnt, wodurch der Belastungsdruck auf die Wirbelsäule verringert wird (siehe Abbildung 1).

Wiederholungen

Wie viele Wiederholungen Sie sich zumuten können, ist eine Frage der Kondition, der verfügbaren Körperkraft und der inneren Einstellung. Im Laufe des Trainingsprogramms werden wir Ihnen dazu Empfehlungen geben, aber feste Regeln lassen sich nicht aufstellen. Ausschlaggebend für den Erfolg jeder Wiederholung ist nicht das Wie oft, sondern das Wie, die Art und Weise, wie Sie die Übungen ausführen.

Normalerweise gehen wir von acht Wiederholungen pro Übung aus, wobei wir voraussetzen, daß unsere Übungsanleitungen genau befolgt werden. Wenn wir acht sagen, ist das nur als Empfehlung gemeint, und Sie müssen sich nicht sklavisch daran halten. Es braucht Sie nicht zu beunruhigen, wenn Sie in der Anfangsphase die acht Wiederholungen einer Übung nicht schaffen. Beginnen Sie mit der niedrigsten Zahl, die wir vorschlagen, und arbeiten Sie sich allmählich an die höchste Zahl heran. Sobald Sie sich in der Verfassung fühlen, einen Zyklus aus acht Wiederholungen ermüdungsfrei durchzuführen, können Sie den zweiten Zyklus in Angriff nehmen und in dieser Runde zwischen zwei bis zwölf Wiederholungen zulegen. Nachdem eine spürbare Kräftigung Ihrer Muskeln eingetreten ist, empfehlen wir Ihnen ein Maximum von sechzehn Wiederholungen pro Runde. Wenn es eine Faustregel gibt, dann die: Gehen Sie die Sache mit Bedacht an. Zwei zusätzliche, ordentlich durchgeführte Wiederholungsübungen bringen mehr als zwölf nachlässig ausgeführte. Meist ist es Übermüdung, die zu unsachgemäß ausgeführten Übungen führt.

Das ist Ihr Trainingsprogramm. Wir haben es zusammengestellt, aber Sie führen es durch. Sie bestimmen das Tempo. Sie intensivieren es in dem Maße, wie sich Ihre Kondition verbessert.

Schwangerschaft

Wenn Sie schwanger sind, müssen Sie Ihren Arzt konsultieren, bevor Sie mit diesem Trainingsprogramm beginnen. Für alle anderen Fitneßübungen gilt das übrigens ganz genauso. In Vorbeuge stehen (Becken kippen) ist eine der Aufwärmübungen in diesem Buch und eine sinnvolle, ärztlich empfohlene Übung für Schwangere. Notfalls stützt man sich dabei an der Wand ab. Bodenübungen für das Becken werden ebenfalls empfohlen und können vor, während und nach der Schwangerschaft ausgeführt werden. Weitere Ratschläge erteilt Ihr Arzt. Falls Bauchmuskeltraining für Sie etwas völlig Neues ist, sollten Sie keine der in diesem Buch dargestellten Übungen ausführen.

Nach der Geburt fragen Sie Ihren Arzt, ob und wann Sie mit dem Training fortfahren dürfen. Wir empfehlen Ihnen, Rotationsübungen, die den Rumpf drehen, so lange aufzuschieben, bis Sie sich völlig erholt haben.

Zehn Empfehlungen für wirbelsäulengerechtes Trainieren

→ Führen Sie alle Bewegungen fließend und kontrolliert aus.

→ Drücken Sie beim Anheben den unteren und mittleren Rückenbereich auf den Boden, um das Gewicht auf das Becken zu verlagern und den Rücken zu entlasten.

→ Streben Sie beim Anheben vom Boden einen Bewegungsspielraum von 30 bis 45 Grad über die Horizontale an. Wenn Sie höher hinauskommen, bringen Sie die Hüftbeuger ins Spiel, insbesondere den Lendendarmbeinmuskel.

→ Atmen Sie beim Anheben aus, indem Sie den Bauch ein- und zum Brustkorb hinaufziehen.

→ Prüfen Sie regelmäßig, ob Ihre Bauchmuskeln spürbar hervortreten, insbesondere im Unterleibsbereich (was nicht sein sollte), indem Sie mit der Hand den Unterleib abtasten.

→ Beim Abstützen des Kopfes niemals die Finger im Nacken verschränken. Benutzen Sie die Hände wie Schalen, die Sie seitlich am Kopf anlegen. Damit mindern Sie den Belastungsdruck auf die Halswirbelsäule.

→ Achten Sie auf körpergerechte Haltung von Kopf, Hals und Schultern – es muß dieselbe sein wie beim Stehen.

→ Schauen Sie bei den Übungen nicht zur Raumdecke. Versuchen Sie lieber, mit den Blicken Ihren Bewegungen zu folgen.

→ Es gibt Übungen, bei denen der Kopf beim Anheben nicht abgestützt werden darf. In diesem Fall neigen Sie den Kopf ein wenig, um das Kinn zu senken. Beim Heben spannt das die Muskeln, die für die aufrechte Haltung von Kopf und Hals zuständig sind.

→ Beim Rumpfdrehen schieben Sie die Schulter vor und nehmen gleichzeitig den Ellbogen zurück. Vor Beginn von Rotationsbewegungen beugen Sie sich ein wenig vor, um den Brustkorb zum Becken hin abzusenken. Damit gewährleisten Sie, daß der gesamte Spielraum der Drehbewegung ausgenutzt werden kann.

3 Die Übungspläne

Nach dieser Einführung haben Sie eine gute Vorstellung davon, wie die Technik funktioniert. Fangen wir also an! Vergessen Sie niemals, jeden Übungsplan immer mit Aufwärmübungen zu beginnen und mit Entspannungsübungen zu beenden.

Aufwärmen

Das Aufwärmen dient dazu, die Temperatur des Körpers und der Muskeln zu erhöhen und die Gelenke auf die Übungen vorzubereiten. Während dieser Periode haben Sie Zeit, sich auf das vor Ihnen Liegende geistig einzustellen und sich auf die angestrebten Erfolge zu konzentrieren. Nach dem Aufwärmen sollten Sie körperlich und geistig fit sein für die sich anschließenden Übungen.

Obwohl wir Ihnen Ratschläge geben, hängt die Zahl der Wiederholungen der Bewegungen doch sehr von der Tageszeit ab, in die Sie Ihr Training legen, und auch davon, wie steif oder entspannt Sie sich jeweils fühlen. Für den Anfang empfehlen wir Ihnen, die Übungen zügig nachzuvollziehen, um sich mit ihrem Ablauf vertraut zu machen. Dann beginnen Sie mit den Wiederholungen, und zwar mit der niedrigsten vorgeschlagenen Wiederholungszahl.

Wenn die vorbereitenden Übungen etwas Positives bewirken sollen, sollten sie in langsamem bis mäßigem Tempo ausgeführt werden, ohne etwas zu forcieren. Ruck- oder stoßartige Bewegungen haben keinen Platz in diesem Trainingsprogramm. Streckbewegungen sollten maximal zehn Takte lang durchgehalten werden, denn wir beabsichtigen nicht, die Flexibilität in diesem Stadium zu erhöhen – das geschieht beim Entspannen.

Falls Sie in irgendeinem Teil Ihres Körpers eine ungewohnte Steifheit verspüren, wünschen Sie vielleicht, die Aufwärmübung für diesen speziellen Körperbereich zu wiederholen. Das kommt häufig vor, wenn Sie das Training in die frühen Morgenstunden legen, wo Ihr

Körper am wenigsten flexibel ist. Hören Sie auf Ihren Körper, und lassen Sie ihn entscheiden.

Weil diese Übungen nur der Vorbereitung des eigentlichen Trainings dienen, sollten Sie die Bewegungen fließend und weich ausführen und jegliche Anstrengung oder Verspannung der Muskeln vermeiden.

Beginnen Sie, indem Sie sich auf den Fußboden setzen. Atmen Sie tief ein und langsam wieder aus. Denken Sie an den Nutzen, den Sie aus diesem Programm ziehen werden, und an das gute Gefühl, das sich einstellen wird, sobald Sie ein Stück vorangekommen sind.

1. Nacken seitwärts beugen

Damit lockern Sie die Muskeln des Nackens. Hüten Sie sich davor, während des Trainings die Nackenmuskeln anzuspannen oder den Nacken mit den Händen nach vorn zu ziehen.

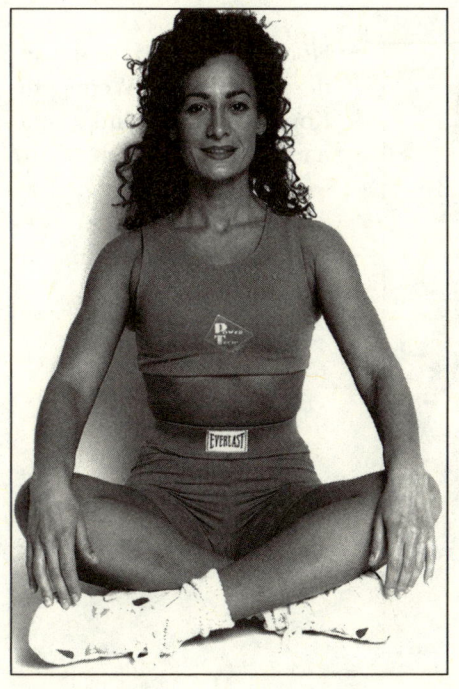

→ Entspannt sitzen. Schultern zurücknehmen und absenken, Bauch anspannen.

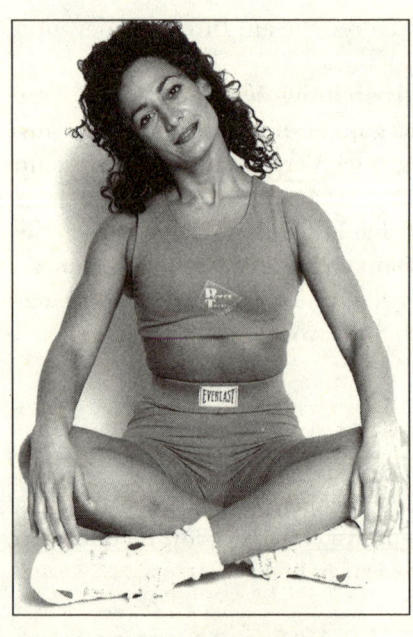

→ Das Ohr nähert sich der Schulter. Achtung: Die Schulter bleibt unten. Gegebenenfalls Stellung korrigieren.

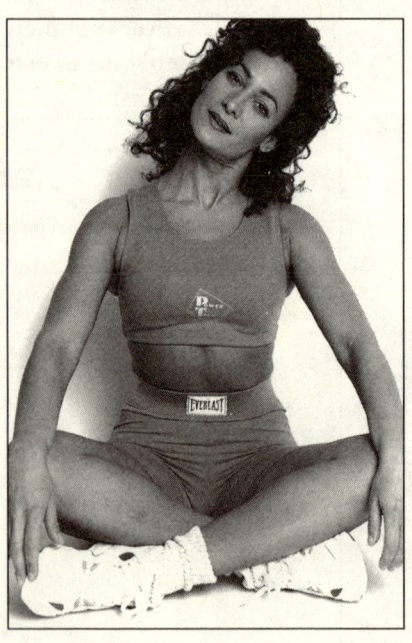

→ Noch einmal, jetzt in die andere Richtung. Weiter so, Kopf mal nach links, mal nach rechts beugen. Ganz weich, nicht ruckartig.

→ Wiederholung: 8–10 mal in jede Richtung.

DIE ÜBUNGSPLÄNE

2. Schultern anheben

Damit lockern Sie die Schultern, den Nacken und den oberen Rückenteil.

→ Schultern zurücknehmen und entspannen. Sie fühlen es: Der Unterleibsbereich wird angehoben.

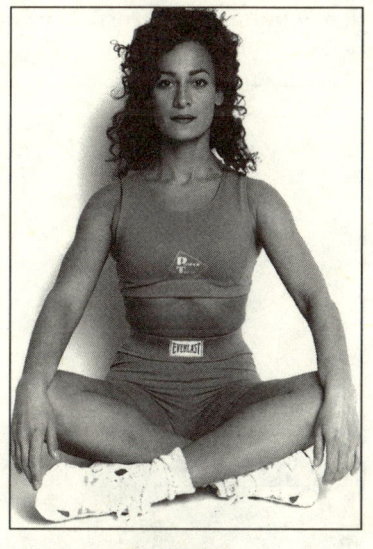

→ Beide Schultern zu den Ohren hin heben – und herabsinken lassen. Mehrmals wiederholen. Auf Wunsch beim Herablassen mit den Schultern rollen.
→ Wiederholung: 8–10 mal.

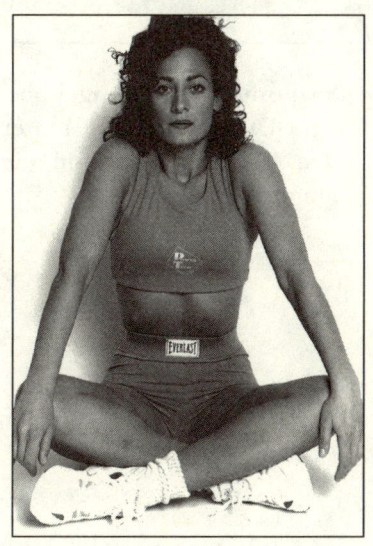

3. Schultern vorwärts dehnen

Eine effektive Methode, eine möglichst gute Streckung der Schultern zu erreichen, denn sie gehen unbewußt nach vorn, während Sie sich aufrichten. Während des gesamten Trainings ist es erforderlich, den Schultergürtel zurückzuziehen und zu entspannen.

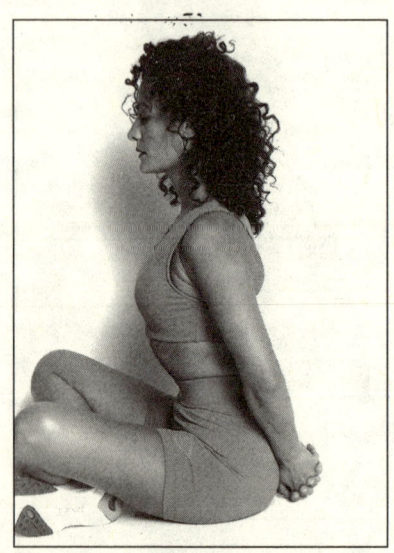 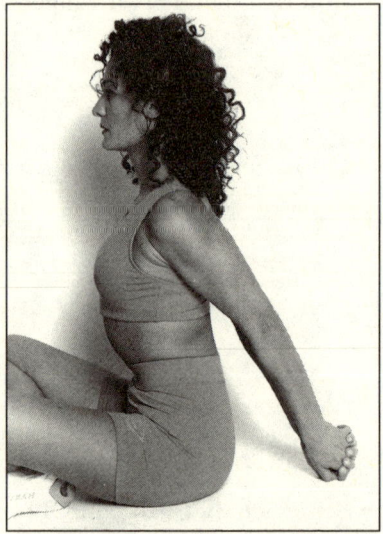

→ Sitzposition mit angehobenem Unterleib. Arme hinter den Rücken legen und die Finger verschränken.

→ Die Arme hinter dem Rücken vom Körper wegschieben. Schultergürtel und Brustkorb weiten sich. Stellung 8–10 Takte beibehalten, dann entspannen. Auf Wunsch die Arme weiter nach hinten schieben.

4. Rücken dehnen

Dabei werden die Rückenmuskeln aufgewärmt.

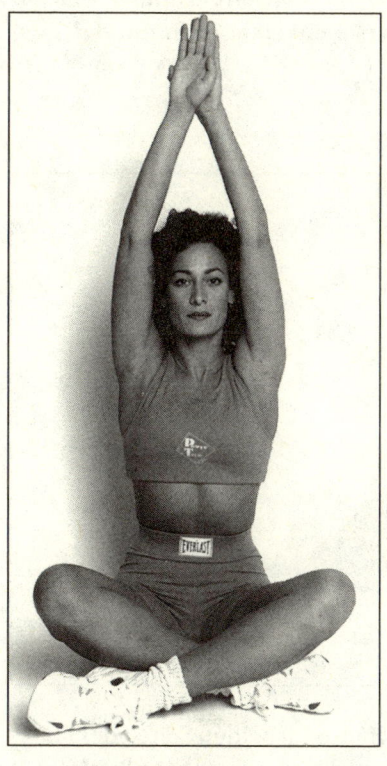
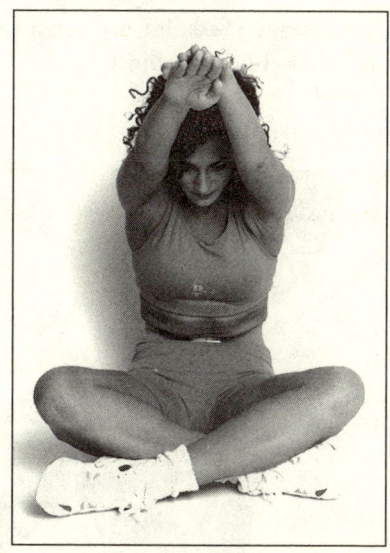

→ Aufrecht sitzen und Arme heben wie in der Abbildung. Die Schultern sind entspannt und nicht hochgezogen.

→ In dieser Stellung den Bauch einwärts und auswärts ziehen und gleichzeitig mit gekrümmtem Rücken nach vorn beugen. Ihr Rücken spannt sich. 8–10 Takte so verharren, dann Oberkörper zur Ausgangsstellung aufrichten.

5. Diagonalstreckung im Knien_____

Der Ausfallschritt nach vorn streckt die Hüft- und Oberschenkelmuskulatur *(Hüftbeuger, Quadriceps)* – eine wichtige Streckübung, weil ein Teil dieser Muskelgruppe den Oberschenkelknochen mit der Lendenwirbelsäule verbindet.

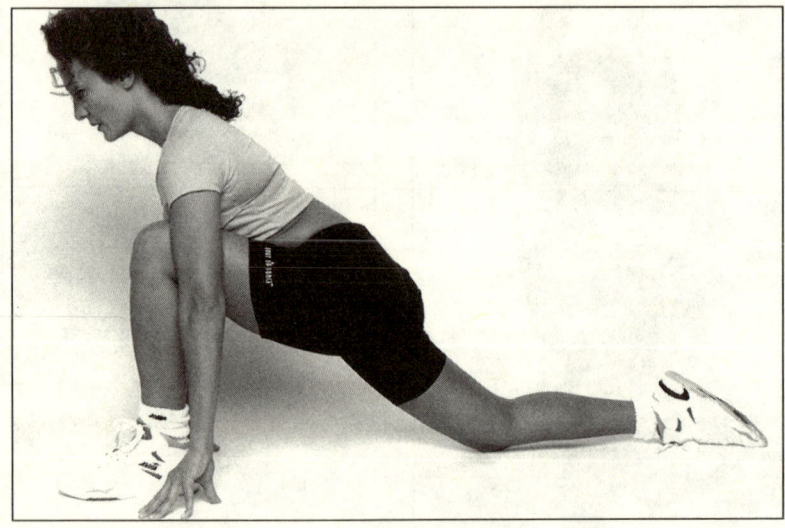

→ Hinknien wie in der Abbildung. Hände zu beiden Seiten des Fußes aufstützen. Der Brustkorb wird angehoben, der obere Rückenteil ist flach ausgerichtet, die Schultern sind zurückgezogen und abgesenkt. Der Hals ist in Neutralstellung bei körpergerechter Haltung der Halswirbelsäule. Kopf gerade halten, nicht hängen lassen.

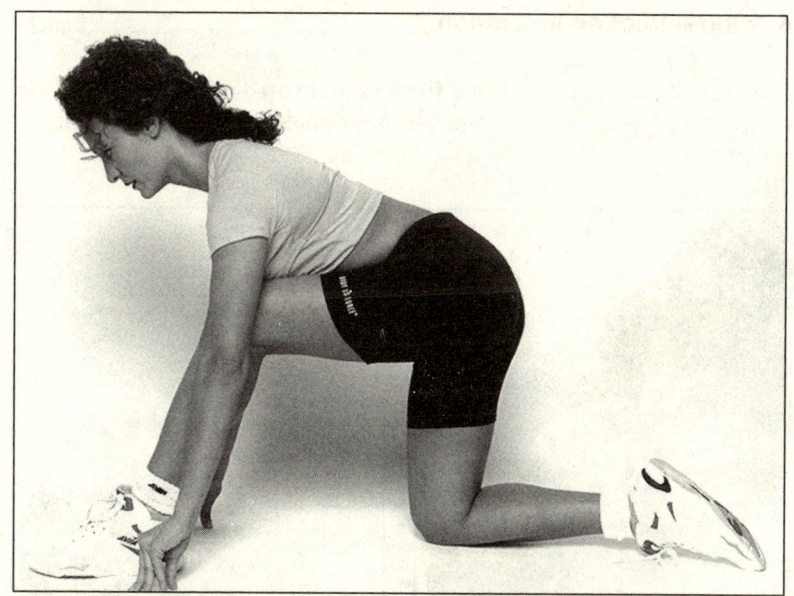

→ Stellung des Oberkörpers beibehalten und langsam die Streckbewegung nach vorn ausführen. Darauf achten, daß der Unterschenkel senkrecht steht. Sie spüren die Anspannung im Oberschenkel des nach hinten ausgestreckten Beins. 8–10 Takte so verharren.

→ Dieselbe Übung mit dem anderen Bein.

6. Runder Rücken im Stehen

Eine nützliche Anfangsübung für jede Art von Training oder sportlicher Betätigung, die den Rücken beweglich macht und streckt.

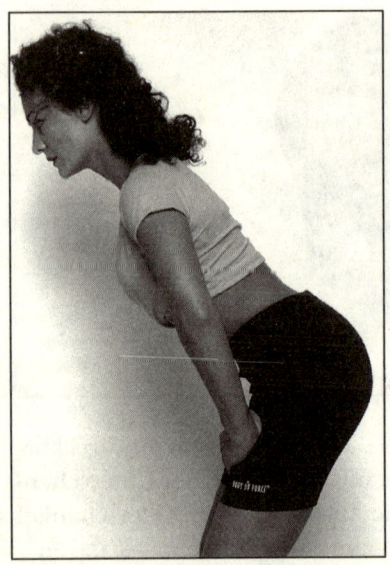 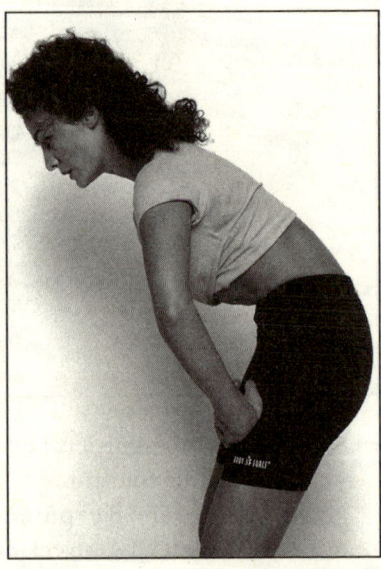

→ Hinstellen und leicht nach vorn beugen. Die Knie sind entspannt, die Hände bei abgewinkelten Armen auf die Oberschenkel gestützt. Rumpf aufrecht und gerade halten.

→ In dieser Stellung Rücken krümmen und Bauch einziehen. Rumpf aufrichten und Bewegung wiederholen.
→ 8–10 Wiederholungen, dabei Rückenkrümmung jeweils 8–10 Takte lang beibehalten.

7. Hüftdrehung

Bewirkt eine Lockerung der Hüften und des unteren Rückenteils.

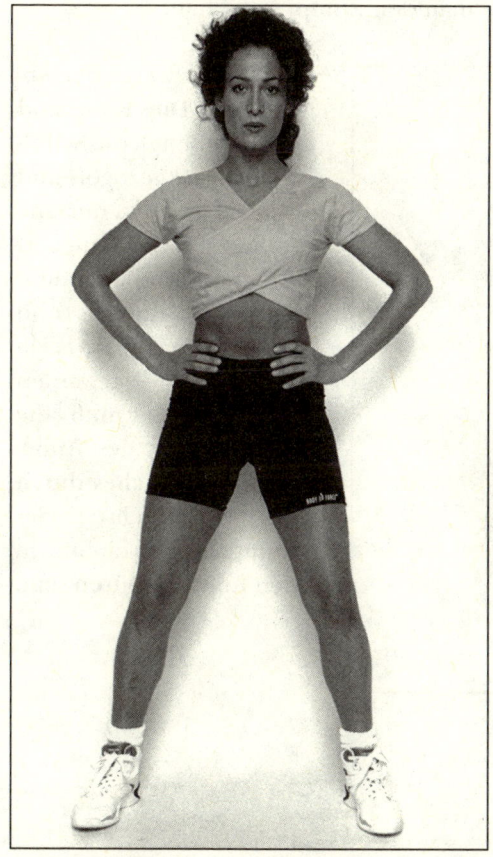

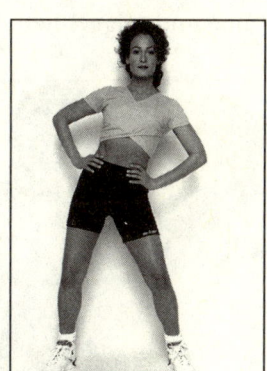

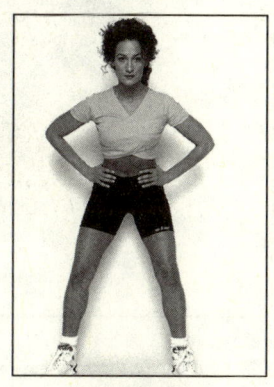

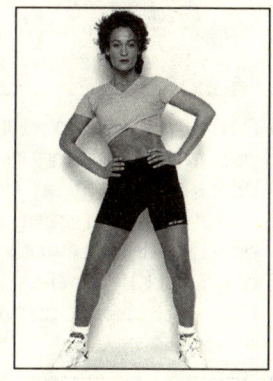

→ Hände auf die Hüften stützen. Die Knie sind locker und entspannt.

→ In einer gleichmäßigen Bewegung Hüften zur Seite schieben, nach hinten, zur anderen Seite und zurück in die Ausgangsstellung.

→ 8–10 Wiederholungen in jede der drei Richtungen.

AUFWÄRMEN　　　　　　　　　　　　　　**41**

8. Oberkörperdrehung

Für diese Übung brauchen Sie eine Stange. Ein Besenstiel tut's auch. Die Rotation des Rumpfes bewirkt ein Aufwärmen der Muskeln, der Taille und zeigt Ihnen, wie man den Rumpf stabil hält.

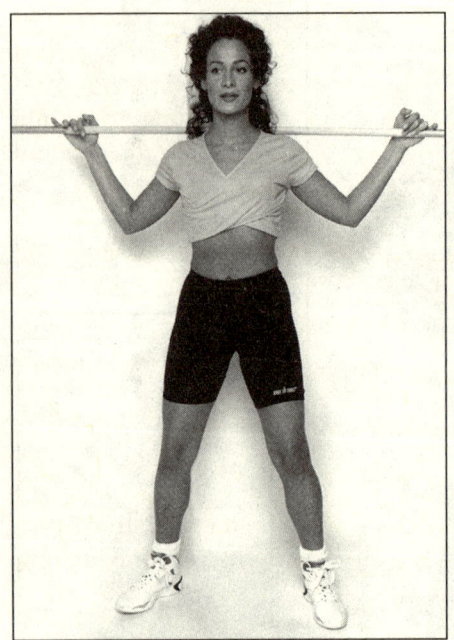

→ Hinstellen wie in der Abbildung. Die Knie sind leicht gebeugt, die Schultern zurückgezogen und etwas abgesenkt, um eine Auflage für die Stange zu schaffen. Die Bauchmuskeln sind einwärts und aufwärts gezogen. Während der gesamten Übungsdauer muß die Anstrengung des Anhebens des Bauches durch die Mittelachse des Rumpfes bis hinauf in den Kopf zu spüren sein.

Denken Sie daran, daß diese Aufwärmübung wie auch alle übrigen ohne Anstrengung erfolgen muß, damit sie die gewünschte Wirkung erbringt. Um das Risiko einer Knieverletzung zu vermeiden, halten Sie sich genau an die Anweisungen. Der Bauch bleibt einwärts und aufwärts gezogen. Der Körperbereich vom Becken abwärts bis zu den Fußgelenken ist während der gesamten Übungsdauer nach vorn gerichtet, und die Knie bleiben entspannt.

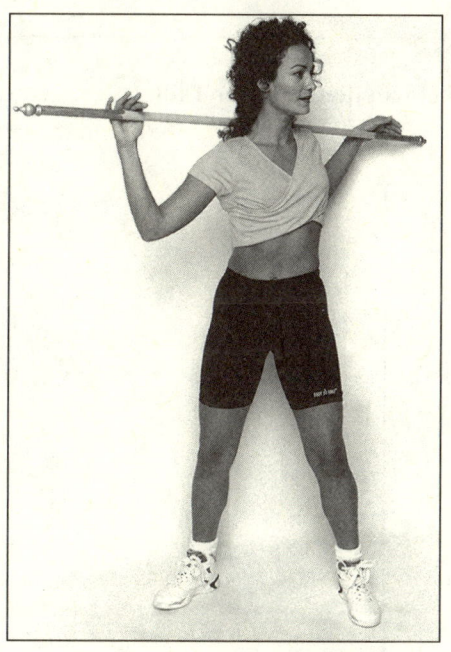

→ Langsam in der Hüfte drehen, um den Rumpf in die eine Richtung zu bewegen. Der Rumpf bewegt sich sanft gleitend, Hüften und Knie zeigen nach vorn, damit das Kniegelenk nicht gezerrt wird. Rumpf in Ausgangsstellung zurückführen und in die andere Richtung drehen.

→ 8–10 Wiederholungen in beide Richtungen.

Hinweis: Diese Drehbewegung erfolgt mit Schultergürtel und Brustkorb. In diesem Bereich des Oberkörpers sollten alle Übungen zum Trainieren der schrägen Bauchmuskeln beidseits der Taille ausgeführt werden.

9. Hüftstreckung

Diese Übung streckt die Muskeln an der Seite der Taille.

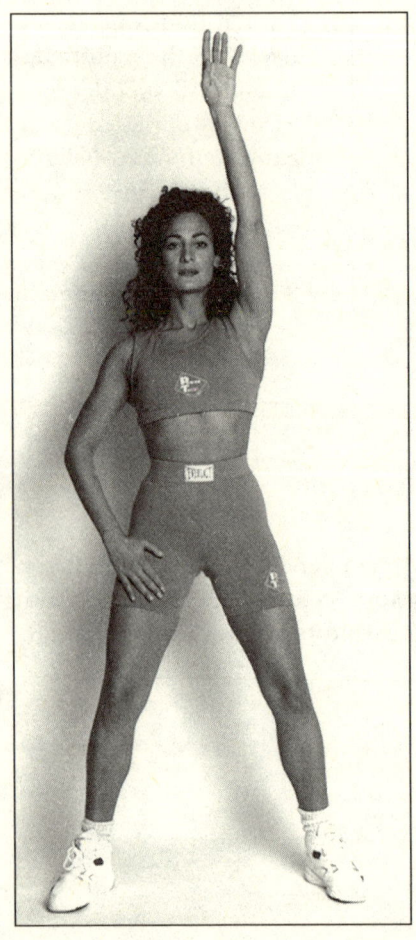

→ Aufrecht hinstellen, die Beine leicht gegrätscht, Knie etwas gebeugt. Eine Hand auf dem Oberschenkel abstützen, den anderen
Arm aufrichten. Kinn einziehen, Schultern zurücknehmen und
absenken. Das Anheben des Unterleibs ohne übermäßige Anstrengung beibehalten.

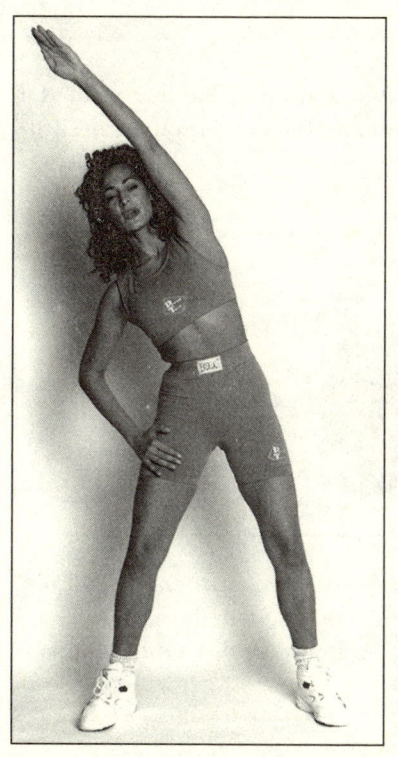 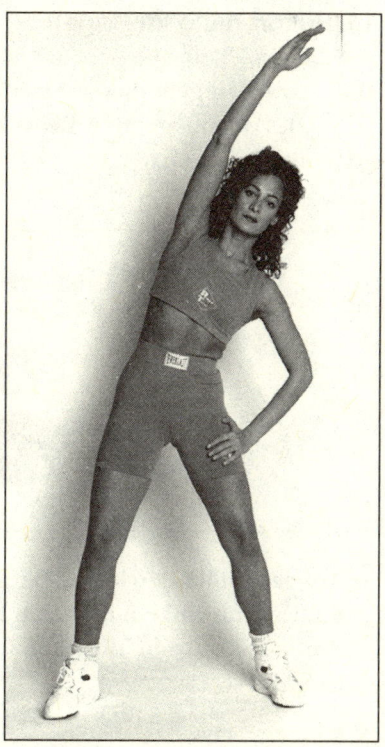

→ Rumpf und erhobenen Arm mit sanften, rhythmischen Bewegungen zur einen und mit gestrecktem anderem Arm zur anderen Seite bewegen. Dabei Rumpf und Arm strekken und beugen, nicht nur seitwärts kippen.

→ 8–10 Wiederholungen in beide Richtungen. Nach der letzten Wiederholung Beugehaltung jeweils 8–10 Takte beibehalten.

10. Hüftdrehung im Liegen _____

Die Auswirkungen dieser Streckübung werden Sie zuerst in der Hüfte des obenliegenden Beins und anschließend im unteren Rückenbereich spüren.

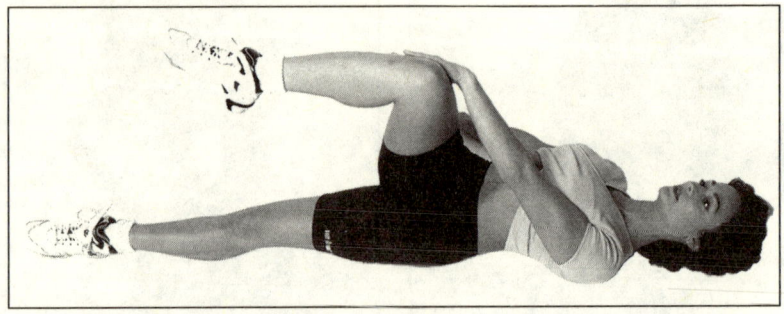

→ Auf den Fußboden legen, Beine ausstrecken, Körper entspannen. Ein Knie anwinkeln und zum Brustkorb ziehen, die andere Hand zum Knie führen und auf die Außenseite des Oberschenkels legen.

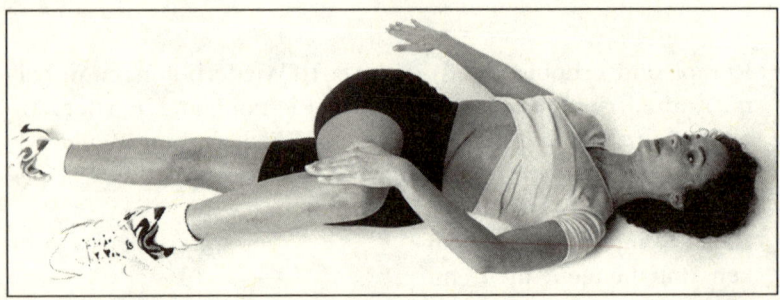

→ Mit der Hand das Knie über den Unterleib ziehen. Im ersten Stadium der Übung beide Schultern und möglichst auch den Rücken flach auf dem Boden halten – man spürt die Anspannung in den Hüften. Dann das Knie noch tiefer herabdrücken, um die Übung auf den unteren Rückenteil auszudehnen. 12–16 Takte beibehalten, dann entspannen.
→ Dasselbe mit dem anderen Bein.

DIE ÜBUNGSPLÄNE

11. Rücken strecken

Bewirkt eine Streckung des gesamten Rückens.

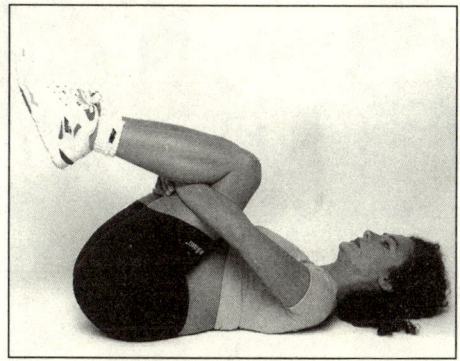

→ Auf dem Rücken ausstrecken, Hände in den Kniekehlen übereinanderlegen und Knie an die Brust heranziehen. Man spürt einen leichten Zug in den Kniesehnen und im unteren Rückenteil.

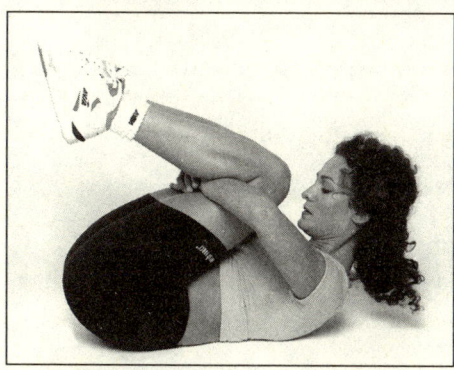

→ In einer fließenden Bewegung ausatmen, gleichzeitig Kopf und Schultern zu den Knien hin anheben, um den Rücken zu strecken. Zurück in Ausgangsstellung und 8–10 mal wiederholen, bis der Körper sich entkrampft und entspannt anfühlt. Bei der letzten Wiederholung Anspannung 8–10 Takte beibehalten.

Ist Ihnen warm geworden, und sind Sie bereit fortzufahren? Dann gehen wir zu Plan 1 über.

Falls Sie während dieser Übungen in irgendeinem Teil Ihres Körpers eine ungewohnte Steifheit verspürten, sollten Sie die jeweilige Aufwärmübung wiederholen.

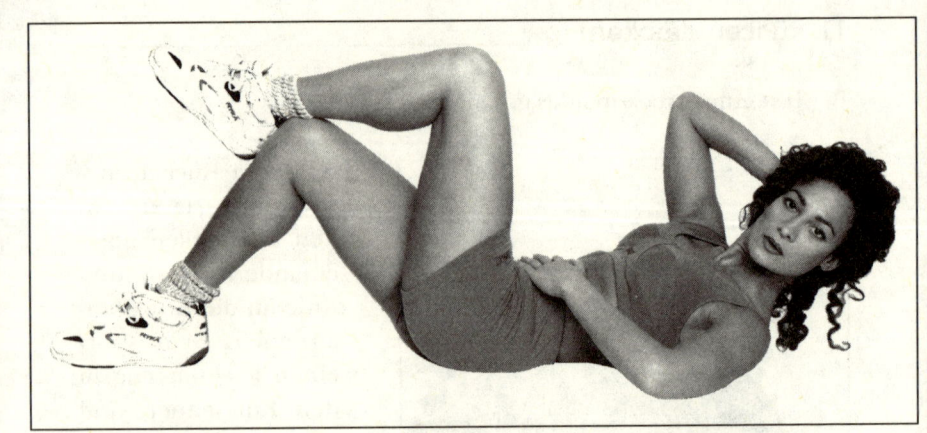

Plan 1: Es geht los

Die Neutralstellung

Atemtechniken

Richtig atmen bei den Grundübungen

Gerade Grundübung

Schräge Grundübung

Ausstrecken

Ausstrecken und Anziehen

In der Schwebe

Grundübung mit gekreuzten Beinen

Haben Sie Ihren Körper aufgewärmt? Dann wollen wir damit beginnen, uns mit den Ausgangsstellungen und Grundübungen vertraut zu machen.

Beachten Sie in jeder Abbildung die Lage des unteren Rückenteils und die Stellung der Knie im Verhältnis zu den Hüften. Denken Sie insbesondere daran, Kopf und Hals in Neutralstellung zu halten, also eine körpergerechte Haltung einzunehmen wie beim Stehen. So sind die Beanspruchung der Halswirbelsäule und die Gefahr vorzeitigen Ermüdens dieser Körperpartie am geringsten.

Sobald Sie die Neutralstellung eingenommen und sich auf die richtige Atemtechnik eingestellt haben, beginnen Sie mit der geraden Grundübung. Für diese und die anschließenden Übungen gilt im Anfangsstadium die niedrigste Wiederholungszahl. Wenn Sie Ermüdungserscheinungen verspüren, sollten Sie versuchen, die Wiederholungszahl leicht zu erhöhen, selbst wenn es nur zwei Übungen mehr sind. Mit fortschreitender Gewöhnung an die Übungen und in dem Maße, wie Ihre Muskeln gekräftigt werden, können Sie allmählich zu einer höheren Wiederholungszahl übergehen. Wenn Sie sich besonders kräftig fühlen, setzen Sie die Wiederholungszahl pro Übung auf sechzehn herauf, wenn wir diese Anzahl empfehlen. Es ist das Ziel dieses Plans, zwei Wiederholungsrunden aus jeweils acht bis sechzehn Übungen sorgfältig und ohne Verschnaufpause durchzuführen. Konzentrieren Sie sich während des gesamten Vorgangs auf weiche, fließende Bewegungen.

Sollten Sie während einer Übung, egal welcher, Schmerzen bekommen, hören Sie unverzüglich auf. Sie können die Übung jederzeit nachholen, beim nächsten Trainingstermin oder sobald Sie wieder zu Kräften gekommen sind. Bei anhaltenden Schmerzen sollten Sie allerdings Ihren Arzt zu Rate ziehen.

Diese Übung zeigt Ihnen, wie Sie im Liegen die Neutralstellung einnehmen. Sie sollten diese Stellung während aller Übungen beibehalten, sofern wir nichts anderes sagen.

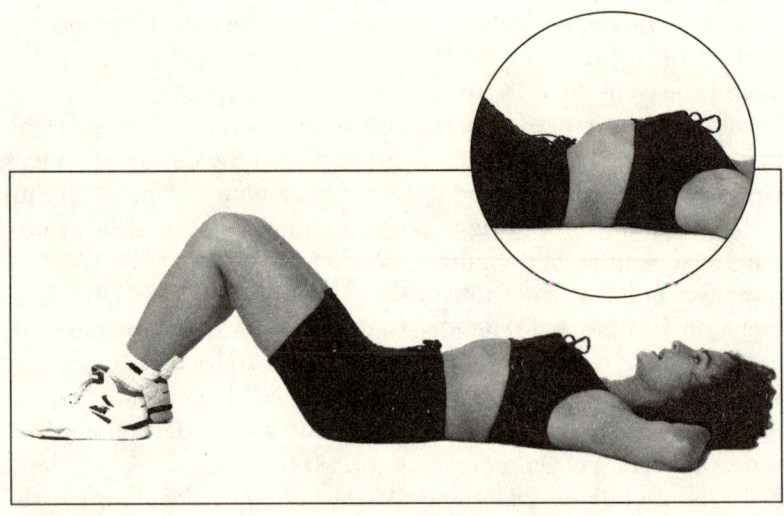

→ Sie beginnen, indem Sie sich auf den Rücken legen und die Knie anziehen. Die Füße ruhen in Hüftbreite flach auf dem Boden. Die Schultern sind entspannt und abgesenkt. Kippen Sie das Becken so, daß der untere Rückenteil so flach wie möglich auf dem Boden liegt.

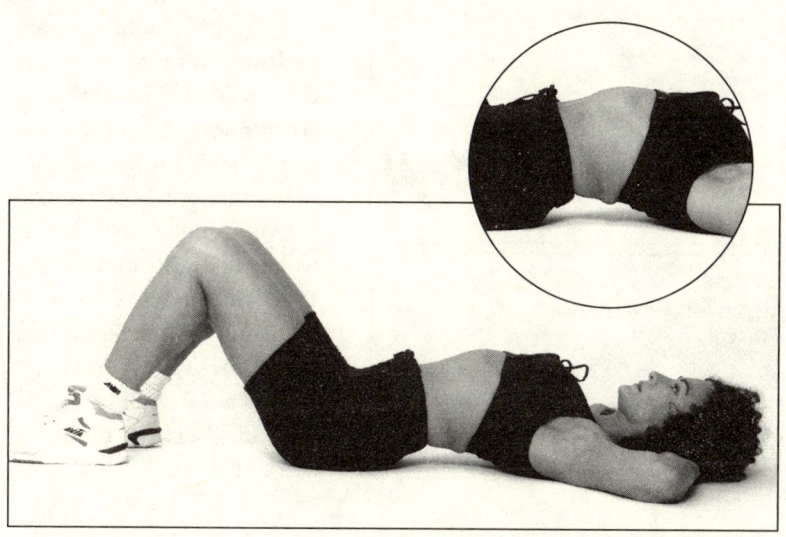

→ Nun stemmen Sie das Becken in die Höhe. Der untere Rückenteil hebt vom Boden ab.

Fortsetzung der Übung auf der nächsten Seite →

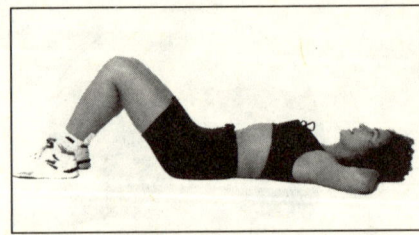

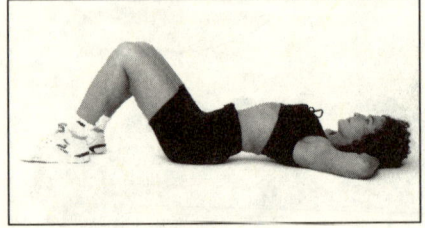

→ Bewegen Sie sich in dieser Haltung sanft auf und nieder, wobei Sie den ursprünglich großen Bewegungsspielraum allmählich einengen, bis Sie ihn als bequem und ausgewogen empfinden. Die Bauchmuskeln sind ein- und aufwärts gezogen, und die Wirbelsäule ruht ausgestreckt auf dem Boden. Dabei das Becken nicht zu stark kippen.

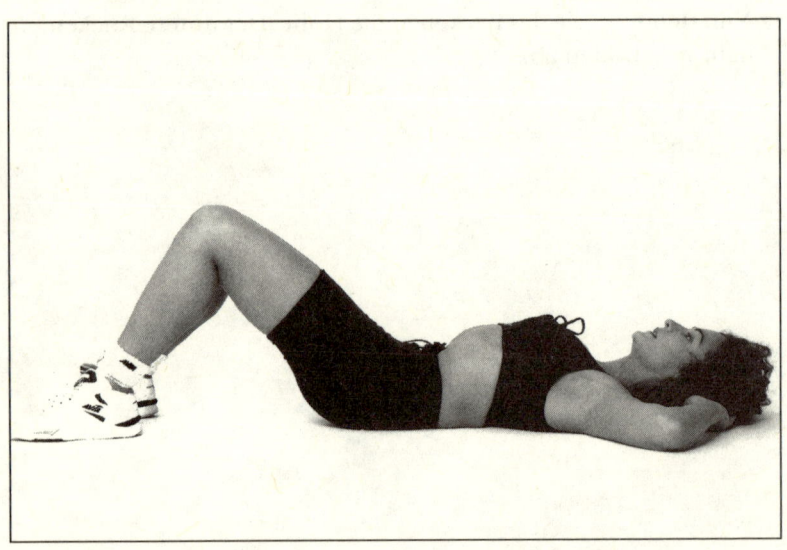

DIE ÜBUNGSPLÄNE

Richtiges Atmen ist von ausschlaggebender Bedeutung, um alle Übungen richtig durchzuführen. Es beeinflußt die Fähigkeit, während des Aufrichtens die Bauchmuskeln einwärts und aufwärts gezogen zu halten.

Normalerweise weitet und wölbt sich die Bauchhöhle beim Einatmen und zieht sich beim Ausatmen zusammen. Dieses natürliche Verhalten beim Atmen setzen wir ein, um den Unterleib flach zu halten. Die nächsten Abbildungen zeigen Ihnen, was dabei mit diesem Körperbereich geschieht.

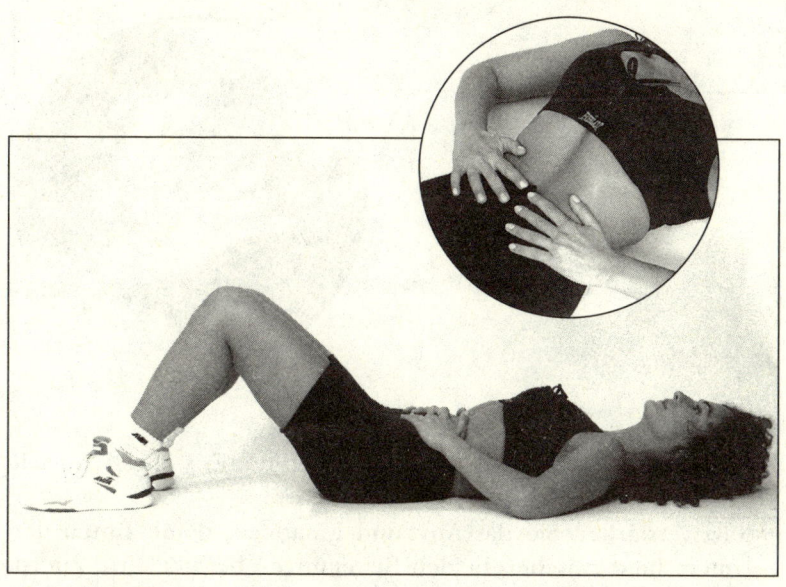

→ Hinlegen und die Hände auf den Bauch legen. Die Mittelfinger beider Hände zeigen zum Nabel hin, berühren ihn jedoch nicht. Die Schultern ruhen entspannt auf dem Boden. Tief einatmen, wieder ausatmen. Achten Sie beim Ausatmen auf die Bewegung des Bauches.

Fortsetzung der Übung auf der nächsten Seite →

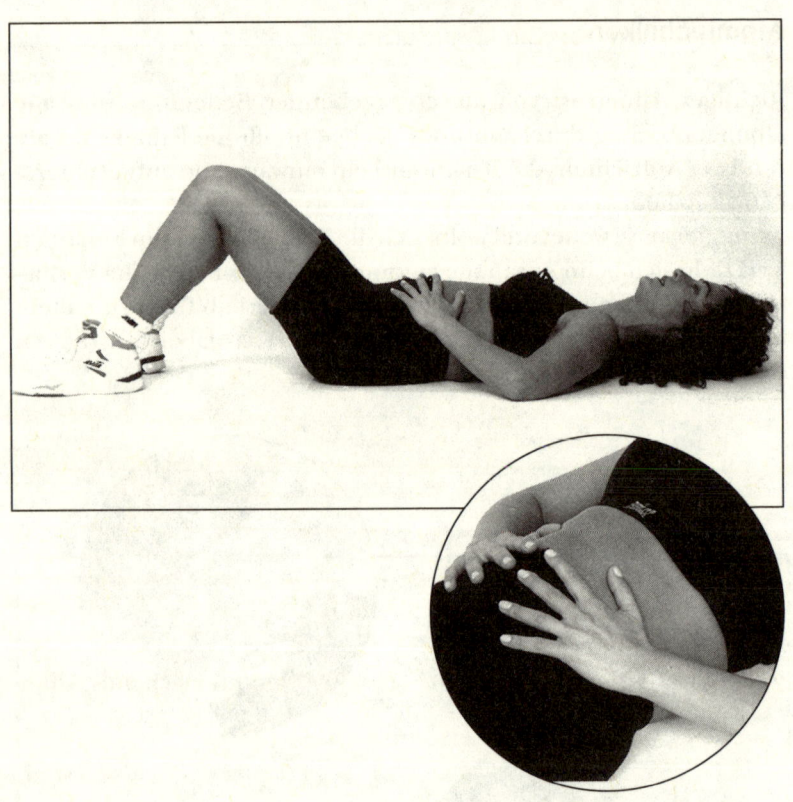

→ Einatmen und aufpassen, was der Bauch tut. Er wölbt sich nach außen.

→ Jetzt verstärken Sie das Aus- und Einatmen, damit Ihnen der Unterschied zwischen beiden Bewegungen bewußt wird. Zuerst ausatmen und dabei mit den Bauchmuskeln den Bauch noch einziehen. Dann einatmen und den Bauch so kräftig wie möglich aufblähen.

→ Diese Übung so lange fortsetzen, bis Verstand und Körper eine Verbindung zwischen dem Vorgang des Atmens und den Bewegungen des Bauches herstellen. Während der Übungen werden Sie sich auf die Phase des Ausatmens konzentrieren. Der Trick dabei ist, bei jedem Anheben einzuatmen und dabei jedesmal den Unterleib ein Stückchen weiter einwärts und aufwärts zu ziehen.

Richtig atmen bei den Grundübungen

Bei dieser Übung richten wir uns auf und setzen die Atemtechnik ein.

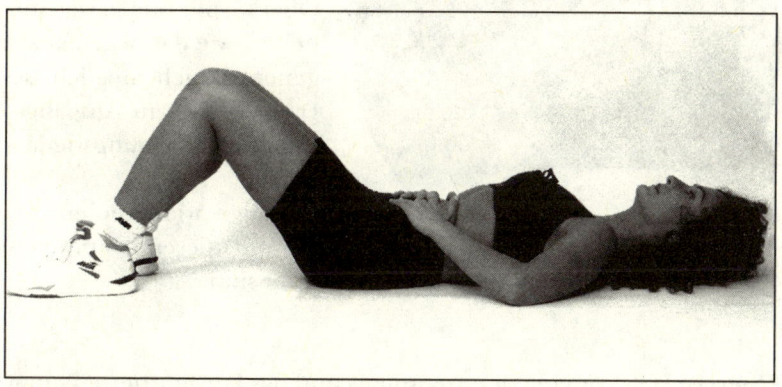

Ausgangsstellung
→ Hände auf den Bauch legen. Tief einatmen und sich aufs Anheben vorbereiten.

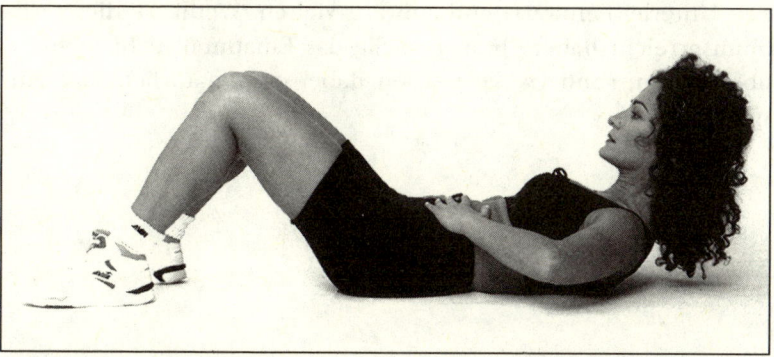

Übungsablauf
→ Ausatmen, Bauchmuskeln einwärts und aufwärts ziehen, während Sie langsam den Rücken krümmen, um Schultern und Brustkorb anzuheben. Mittlerer und unterer Rückenteil liegen flach auf dem

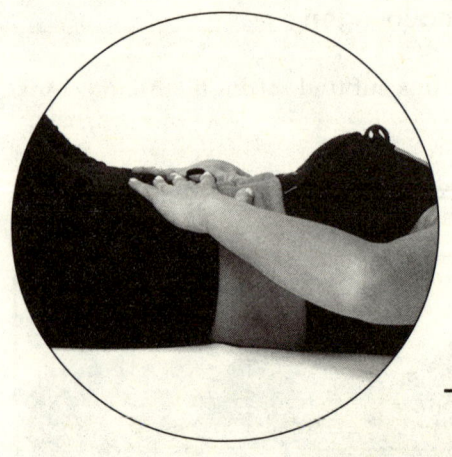

Boden und stabilisieren Becken und Wirbelsäule. Auf natürliche, körpergerechte Haltung von Kopf, Hals und Schultern achten. Oberkörper nur so weit anheben, wie das bei eingezogenem Bauch möglich ist. Dann zurück in Ausgangsstellung und Übung wiederholen.

→ So lange wiederholen, bis Sie mit dieser Übung vertraut sind.

Hinweis: Der Vorgang des Ausatmens und das konzentrierte Bemühen, die Bauchmuskeln einwärts und aufwärts zu ziehen, ermöglichen das Krümmen der Wirbelsäule.

Diese Technik stellt sich erst nach mehrmaligem Üben ein, also haben Sie Geduld. Sobald Sie sich damit vertraut gemacht haben, werden Sie merken, daß Sie ohne weiteres Zutun atmen und dabei den Unterleib einwärts und aufwärts ziehen. Wenn Sie dieses Stadium erreicht haben, brauchen Sie das Einatmen nicht mehr zu übertreiben, sondern Sie werden dabei ganz natürlich und entspannt atmen.

Ausgangsstellung

→ Füße etwa in Hüftbreite auf den Boden stellen. Knie anziehen, locker halten, nicht blockieren. Kopf auf die Hände legen. Darauf achten, daß sich das Becken in Neutralstellung befindet. Tief einatmen und sich aufs Anheben vorbereiten.

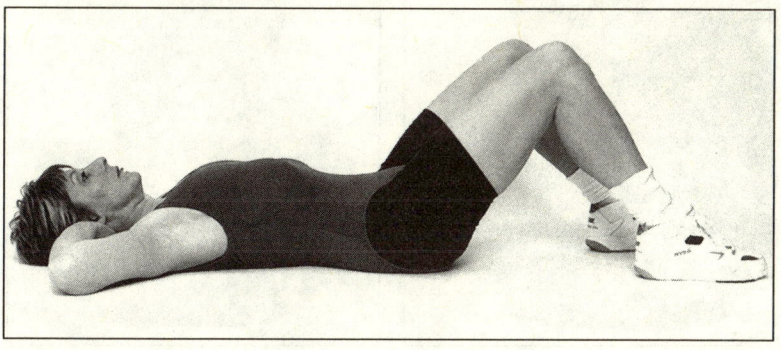

Übungsablauf

→ Ausatmen. Bauch einwärts und aufwärts ziehen, Schultern und Brustkorb vom Boden abheben, Schultern zurücknehmen und entspannen. Der Kopf befindet sich in Neutralstellung und wird von den Händen gestützt. Nur so weit anheben, wie das ohne Anstrengung möglich ist. Während der gesamten Übung Bauch so flach wie möglich einziehen.

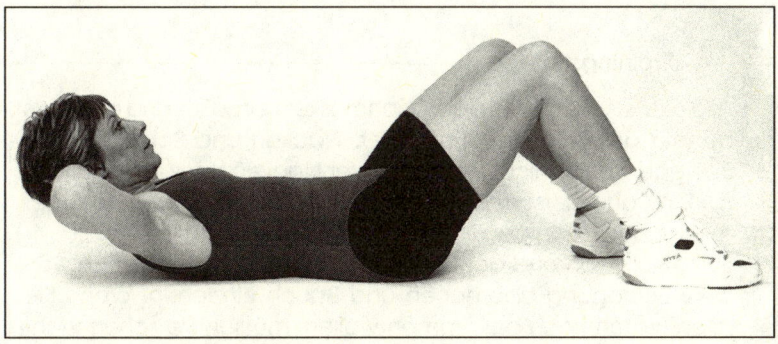

→ Zurück in Ausgangsstellung. Anfangs 4–8 Wiederholungen, dann allmählich auf zwei Runden zu je 8–16 Übungen steigern.

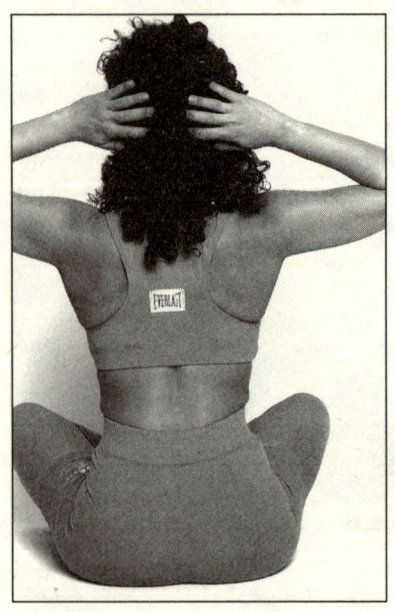
Richtige Haltung

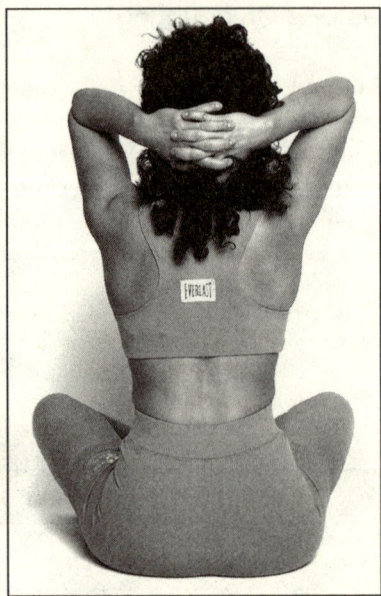
Falsche Haltung

→ Kopf mit den Händen richtig abstützen. Keinesfalls die Finger hinter dem Nacken verschränken, denn das verführt dazu, den Hals nach vorn zu ziehen. Die Hände sollen lediglich als Stütze für den Kopf dienen.

Trainingstips

→ Allein das Anspannen der Bauchmuskeln einwärts und aufwärts bewirkt das Anheben von Kopf, Nacken und Schultern. Die Bewegung darf nicht mit Kopf oder Nacken erfolgen, weil das zu Ermüdungserscheinungen führen würde. Die vermeidet man, indem man den Nacken in Neutralstellung beläßt.
→ Sollte sich während der Übungen der Bauch nach außen wölben, Bewegung abbrechen und Bauch einziehen. Wenn Sie Ihren Bauch flach bekommen wollen, müssen Sie schon während der Übungen dafür sorgen, daß alle Bewegungen mit eingezogenem Bauch ausgeführt werden.

Schräge Grundübung

Jetzt nehmen wir uns die schräge Bauchmuskulatur vor. Das sind jene Muskeln, die wir für eine schmale, schlanke Taille brauchen.

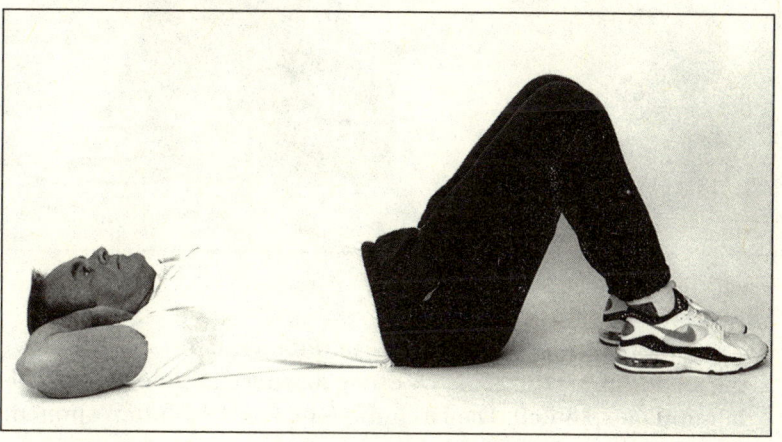

Ausgangsstellung

→ Vergewissern Sie sich, daß sich das Becken in Neutralstellung befindet. Korrigieren Sie, falls erforderlich, die Haltung. Kopf mit den Händen stützen. Stellen Sie sich vor, der Bauch sinkt auf die Wirbelsäule herab, und versuchen Sie, dieses Gefühl während der gesamten Übung beizubehalten.

Trainingstips

→ Erst Kopf und Nacken heben, dann drehen.

→ Die Drehbewegungen mit Schultern und Brustkorb vollziehen, nicht mit dem Ellbogen.

→ Während des Aufrichtens ausatmen, Unterleib einwärts und aufwärts ziehen.

→ Zustand des Bauches regelmäßig prüfen. Er darf sich nicht vorwölben, insbesondere nicht im unteren Bereich. Das Gefühl eines kräftig eingezogenen Bauches während des gesamten Bewegungsablaufs beibehalten.

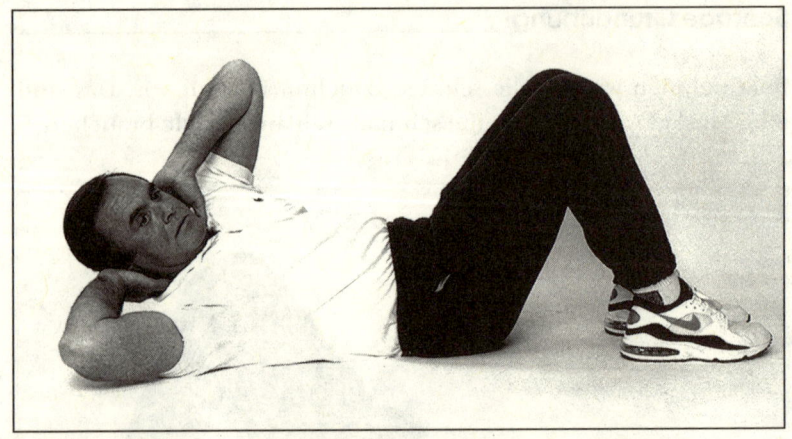

Übungsablauf

→ Ausgangspunkt ist die gerade Grundübung; dann mit Schulter-gürtel und Brustkorb eine Drehung ausführen. Ellbogen ausstel-len und entspannen. Die Drehung muß aus der Hüfte kommen, nicht aus der Schulter.

→ In Ausgangsstellung zurückkehren und in die andere Richtung drehen. Übung fortsetzen mit abwechselndem Drehen nach bei-den Seiten. Anfangs 4–8 Wiederholungen in jede Richtung; stei-gern auf zwei Wiederholungsrunden mit jeweils 8–16 Übungen.

Ausstrecken

Bei dieser Übung stützt eine Hand den Kopf, die andere führt die Bewegung an.

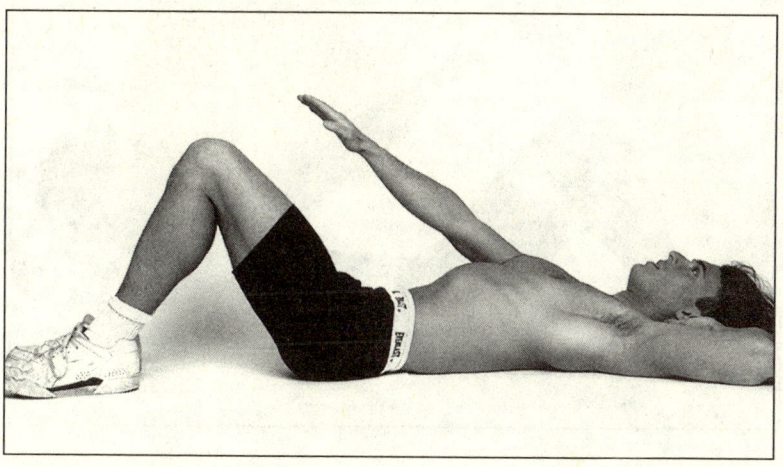

Ausgangsstellung
→ Arm anheben und parallel zum angewinkelten Oberschenkel halten. Die andere Hand stützt den Nacken. Das Becken befindet sich in Neutralstellung.

Trainingstips

→ Beim Üben den Blick parallel zum erhobenen Arm ausrichten, damit sich der Körper von der Hüfte aufwärts bis zur Schädeldecke als Einheit aufrichtet.
→ Während des Aufrichtens bleibt das Becken flach auf dem Boden. Diese Neutralstellung während der gesamten Übung beibehalten. Sie spüren, wie sich die Bauchmuskeln spannen und wie sich der Rücken zum Boden hin in die Länge streckt.

Alle Bewegungen weich und kontrolliert ausführen. Stoß- und ruckartige Bewegungen können den Rücken schädigen.

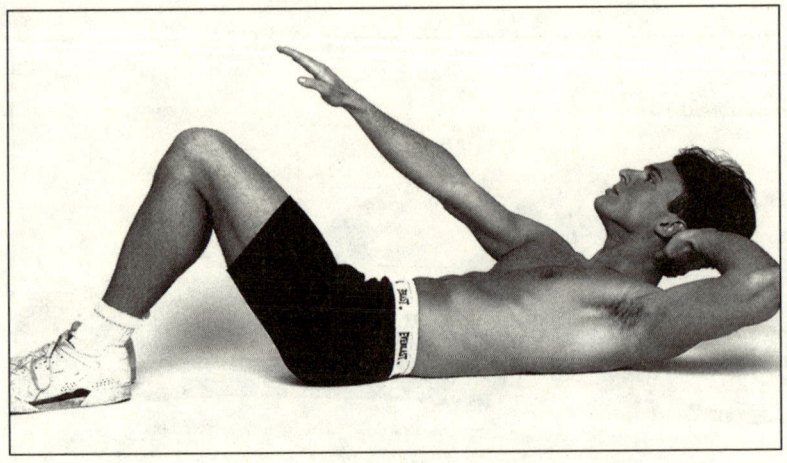

Übungsablauf

→ Ausatmen und mit Hilfe der Bauchmuskeln in die gerade Grundübung heben, dabei den ausgestreckten Arm zum Knie oder darüber hinaus schieben. Arm gerade und Kopf in Neutralstellung halten.

→ Ausgangsposition einnehmen und Bewegung wiederholen. Von vier Wiederholungen in der Anfangsphase auf zwei Wiederholungsrunden mit jeweils 8–16 Übungen steigern.

→ Dieselbe Übung mit dem anderen Arm. Beim Wiederholen darauf achten, daß die Wiederholungszahl für beide Arme gleich ist.

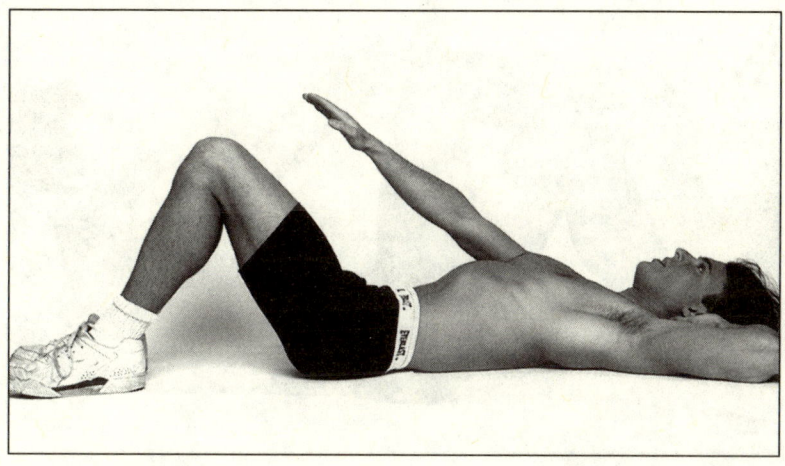

Ausgangsstellung

→ Die gleiche Ausgangsstellung mit gestrecktem Arm wie bei der vorhergehenden Übung. Mehrmals tief einatmen, aufs Ausatmen und Spannen der Bauchmuskeln konzentrieren, um die Atemtechnik zu verbessern. Die Mitte des Körpers zur Wirbelsäule sinken lassen und dabei zum Brustkorb hinaufziehen. Das Gefühl des flachen Bauches stellt sich ein.

Trainingstips

→ Beim Anheben in die Grundübung immer ausatmen. In der Konzentration auf einen flachen Bauch nicht nachlassen. Denken Sie unablässig an dieses Ziel.

→ Während der gesamten Übung Kopf in Neutralstellung halten, nicht hin und her pendeln lassen.

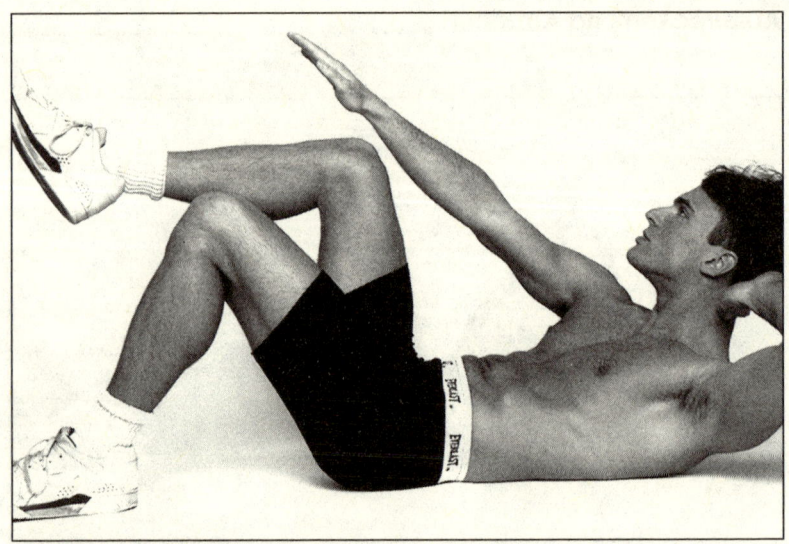

Übungsablauf

→ Diesmal ziehen Sie beim Anheben mit gestrecktem Arm das Knie näher an den Brustkorb heran. Stellen Sie sich dabei vor, wie sich mit dem Knie auch das Schambein zur Brust hin bewegt.

→ Zurück in Ausgangsstellung und wiederholen. Vier Wiederholungen für den Anfang, später zwei Runden zu jeweils acht Übungen.

→ Dieselbe Übung mit dem anderen Arm und Knie. Beim Wiederholen gleichmäßigen Übungsablauf beibehalten und darauf achten, daß die Wiederholungszahl für beide Arme gleich ist.

In der Schwebe

An dieser Stelle werden Sie zum ersten Mal den gesamten Übungsablauf ohne Stütze für den Kopf ausführen. Beim Anheben senken
Sie das Kinn ein wenig und lassen die Halsmuskulatur arbeiten, um
das Gewicht des Kopfes zu tragen.

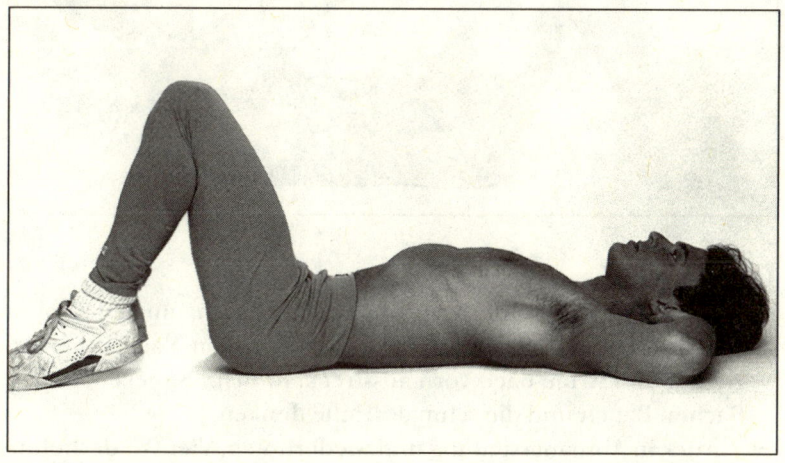

Ausgangsstellung
→ Zunächst die Hände hinter den Nacken legen. Beim Vorbereiten
auf das Anheben tief einatmen.

Hinweis: Es kann passieren, daß Ihre Halsmuskeln erst kräftiger
werden müssen, um den Kopf zu stützen. Seien Sie also nicht
beunruhigt, wenn Sie anfangs nicht sehr viele Wiederholungen
dieser Übung ausführen können. Wenn es sein muß, mit zwei
Wiederholungen beginnen und beim nächsten Mal auf vier gehen. In kürzester Zeit werden Sie bei acht Wiederholungen ange-
kommen sein.

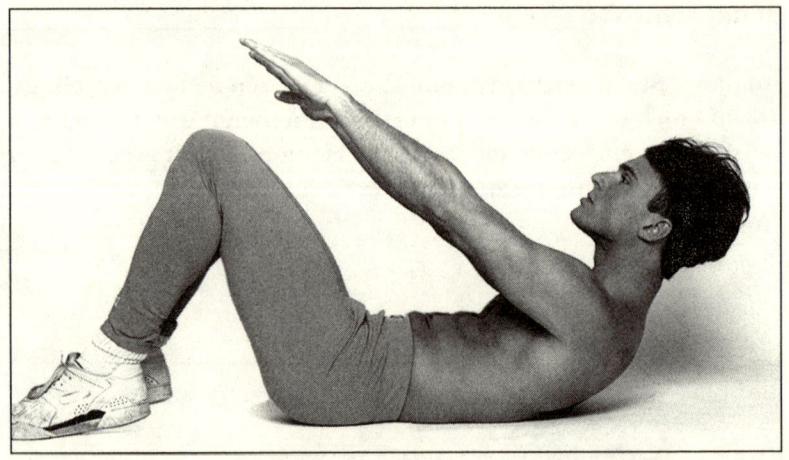

Übungsablauf

→ Während des Aufrichtens das Kinn etwas senken, um den Kopf zu stabilisieren. Gleichzeitig die Hände unter dem Nacken hervorziehen und Arme nach vorn ausstrecken. Beim Strecken an den flachen Bauch und die schmale Taille denken.

→ Zurück in Ausgangsstellung und wiederholen. Vier Wiederholungen für den Anfang, später zwei Runden zu jeweils acht Übungen.

Trainingstips

→ Falls Ihnen diese Übung ohne Hilfe der Hände zum Stützen des Kopfes zu anstrengend sein sollte, nehmen Sie die Hände nur für einen Augenblick vom Hals weg. Beim Absenken auf den Boden legen Sie sie wieder hinter den Nacken.

Grundübung mit gekreuzten Beinen

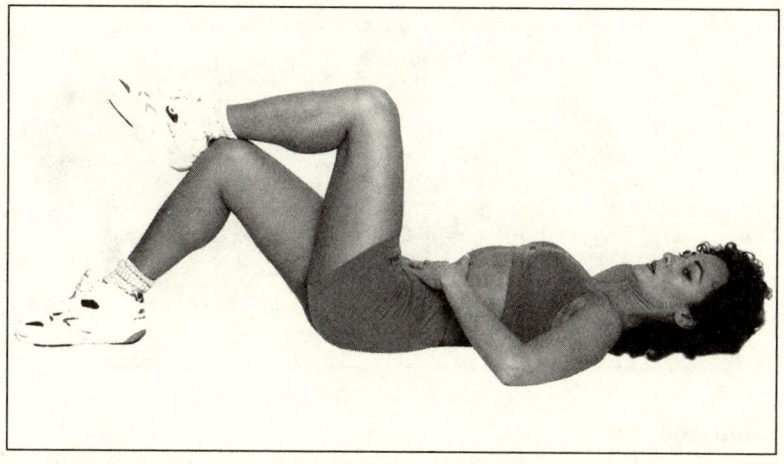

Ausgangsstellung

→ Aufs Knie des angewinkelten Beins das Fußgelenk des anderen Beins legen. Kopf mit einer Hand stützen, die andere Hand auf den Bauch legen. Bauchmuskeln zur Wirbelsäule hin einziehen und der Bewegung mit der Hand nachhelfen.

Trainingstips

→ Beim Rumpfdrehen den Ellbogen entspannen und ausgestellt lassen. Wenn sich der Ellbogen nach vorn bewegt, hindert er Sie daran, den Bewegungsablauf dieser Übung auszuführen und zu vollenden. Außerdem könnte es passieren, daß Sie am Hals ziehen. Der Drehpunkt sollte in der Hüfte liegen, damit sich der Oberkörper als Einheit dreht.

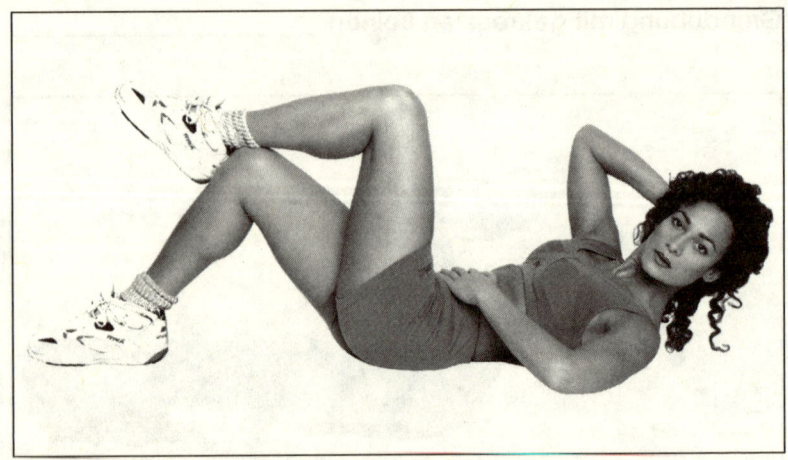

Übungsablauf

→ Beim Anheben gleichmäßig ausatmen, dann drehen, indem Sie Schulter und Brustkorb in Richtung auf das stark angewinkelte Knie bewegen. Wichtig: Ellbogen entspannt ausgestellt lassen.

→ Ausgangsposition einnehmen und Bewegung wiederholen. Von 4–8 Wiederholungen in der Anfangsphase auf zwei Wiederholungsrunden mit jeweils 8–16 Übungen steigern.

→ Dieselbe Übung in die andere Richtung. Beim Wiederholen darauf achten, daß die Wiederholungszahl beide Male gleich ist.

Damit beenden Sie Ihr Training für heute. Fahren Sie mit den Entspannungsübungen auf Seite 149 fort.

Plan 2: Muskeln kräftigen

Umgekehrte Grundübung

Mit gestrecktem Bein

Drehung mit gestrecktem Bein

Kinn aufstützen

Einrollen

Twister

Armstrecken

Schmetterlingsübung

Erweiterte gerade Grundübung

Schulter beugen

Haben Sie die Aufwärmübungen gemacht? Dann weiter mit Plan 2. Fangen Sie aber erst damit an, wenn Sie fest davon überzeugt sind, sich mit den Grundstellungen und Techniken von Plan 1 vertraut gemacht zu haben. Auf diesen Erfahrungen bauen wir nämlich auf, weil die folgenden Kräftigungsübungen Ihren ganzen Einsatz erfordern. Nehmen Sie sich auch diesmal wieder genügend Zeit für den Übungsablauf, um die Folgen der körperlichen Anstrengung gering zu halten und den Körper an die höhere Beanspruchung zu gewöhnen.

Denken Sie immer daran: Sie wollen ein Stadium erreichen, in dem Sie zwei Wiederholungsrunden mit jeweils 8–16 Einzelübungen mühelos durchhalten.

Setzen Sie bei allen Übungen die richtige Atemtechnik ein, und halten Sie den Körper in Neutralstellung. Falls Sie Ihr Gedächtnis auffrischen wollen, blättern Sie zurück zu Plan 1 und vergegenwärtigen Sie sich noch einmal die Grundübungen.

Umgekehrte Grundübung

Der Name sagt es schon: Bei dieser Übung kehren wir den Bewegungsablauf um, beginnen bei der Lendenwirbelsäule und führen das Becken ans Brustbein heran.

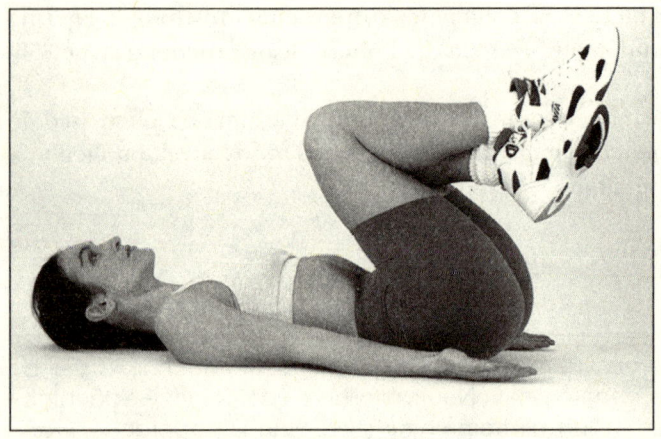

Ausgangsstellung

→ Beide Knie anziehen und so weit wie möglich zur Brust hinaufziehen. Dabei ruhen die Waden auf den Oberschenkeln, und die Fußgelenke sind gekreuzt. Vermeiden Sie jegliche Anspannung in den Beinen. Die Arme liegen zu beiden Seiten des Rumpfes, und die Handflächen zeigen nach oben, damit Sie nicht in Versuchung geraten, bei der Ausführung der Übung mit den Händen nachzuhelfen.

Trainingstips

→ Sorgen Sie schon in der Ausgangsstellung dafür, daß die Knie möglichst weit an die Brust herankommen. Dann brauchen Sie sich nicht mehr um die Beinhaltung zu kümmern, wenn Sie den Rücken beugen.

→ Diese Übung ist am effektivsten, wenn Sie sie in einer weichen, kontrollierten Bewegung ausführen. Damit vermeiden Sie, das Becken ruckartig zu kippen, denn das wäre kontraproduktiv.

DIE ÜBUNGSPLÄNE

Übungsablauf

→ Ausatmen, Bauch einwärts und aufwärts ziehen. Den unteren Rückenteil langsam krümmen, damit sich das Becken zum Brustbein hin bewegt. Die Knie sinken ganz automatisch weiter zum Brustkorb herab, während Sie die Lendenwirbelsäule beugen.

→ Zurück in Ausgangsstellung und wiederholen. Anfangs 4–8 Wiederholungen, dann zwei Wiederholungsrunden mit je 8–16 Übungen.

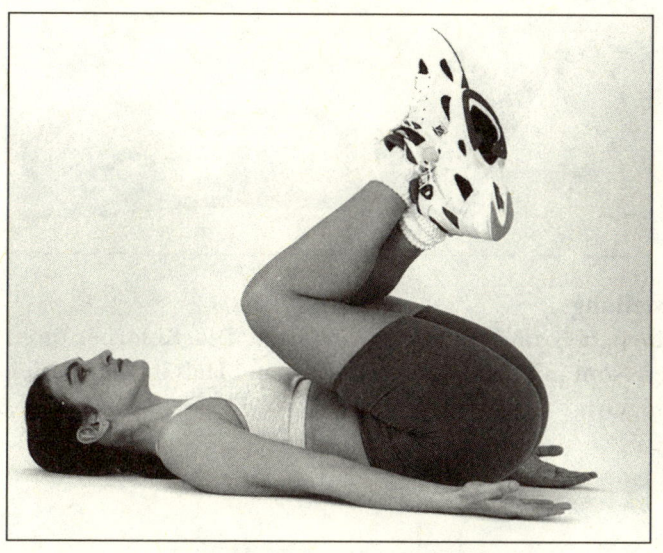

PLAN ZWEI

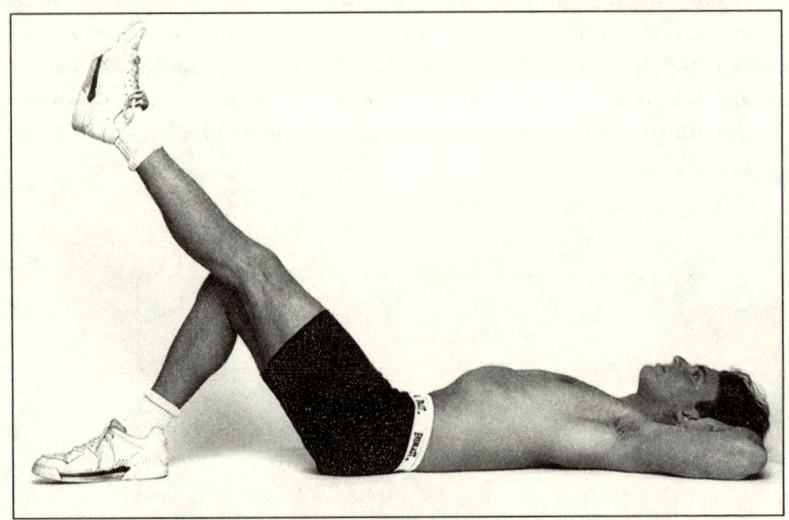

Ausgangsstellung
→ Ein Bein heben und gerade ausstrecken. Die Knie berühren
einander. Kopf mit den Händen stützen und Hals in Neutralstellung bringen.

Trainingstips

→ Bei dieser Übung das Becken nicht anheben. Der Rücken ruht
flach auf dem Boden, und den Bauch ziehen Sie kräftig ein.
→ Beim Anheben stellen Sie sich den *Musculus rectus abdominis*
(den geraden Bauchmuskel über Brustbein und Bauch) vor, wie
er sich entgegengesetzt zur Streckrichtung des Beins einwärts
und aufwärts zieht.

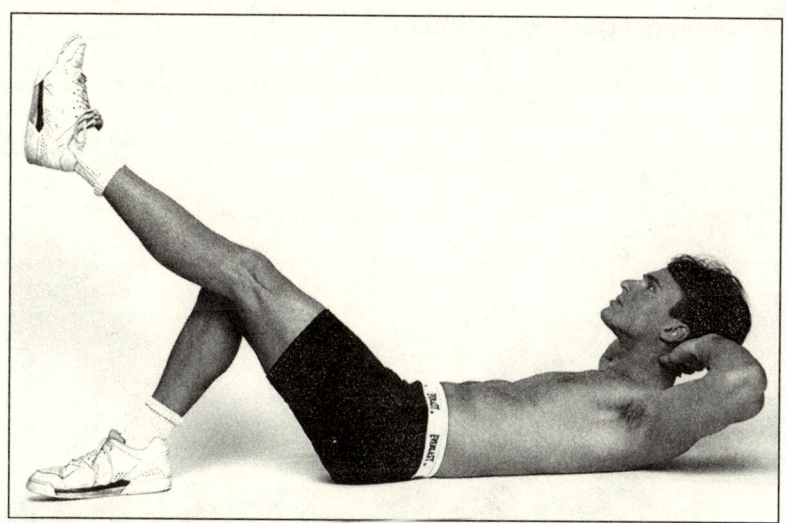

Übungsablauf

→ Beim Ausatmen während der Bewegung den Bauch ein- und hinaufziehen. Versuchen Sie, das Bein noch weiter nach vorn zu strecken und gleichzeitig den Bauch in die entgegengesetzte Richtung, zum Brustbein hinauf zu ziehen. Die Ellbogen bleiben geöffnet und entspannt.

→ Zurück in Ausgangsstellung und wiederholen. Versuchen Sie es zunächst mit 4–8 Wiederholungen, dann allmählich steigern auf zwei Wiederholungsrunden mit jeweils 8–16 Übungen.

→ Dieselbe Übung mit dem anderen Bein.

Beim Wiederholen gleiche Wiederholungszahl für jedes Bein einhalten.

PLAN ZWEI

Drehung mit gestrecktem Bein

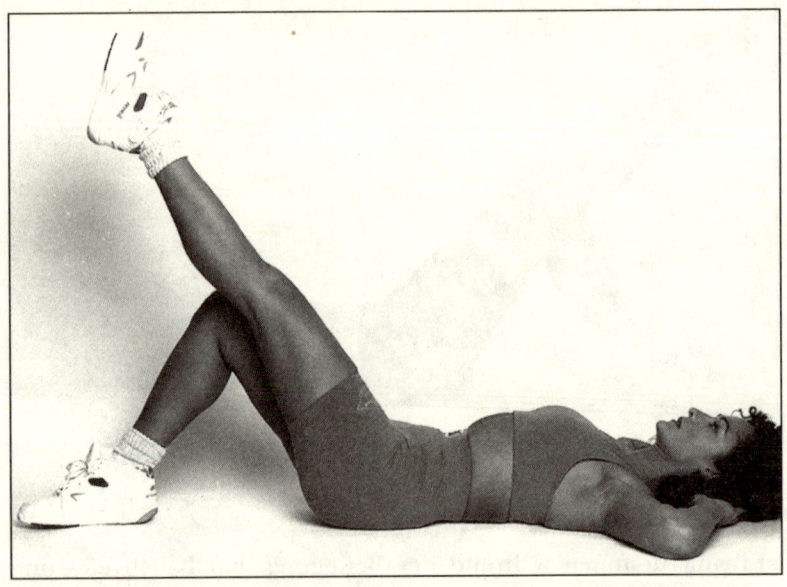

Ausgangsstellung
→ Ausgangsstellung wie bei der vorhergehenden Übung. Der Hinterkopf ruht auf den Händen, das linke Bein ist ausgestreckt. Auf Neutralstellung des Beckens achten.

Trainingstips

→ Vor dem Drehen etwas vorwärts beugen und den Brustkorb ans Becken heranführen. Nur so ist der vollständige Übungsablauf mit Ausnutzung des gesamten Bewegungsspielraums möglich.
→ Während der Übung Gesäß fest auf den Boden drücken.

Übungsablauf

→ Bauchmuskeln beim Anheben einwärts und aufwärts ziehen. Oberkörper drehen, indem die rechte Schulter in Richtung des gestreckten Beins bewegt wird.

→ Zurück in Ausgangsstellung und wiederholen. Versuchen Sie es zunächst mit 4–8 Wiederholungen. Steigern auf zwei Wiederholungsrunden mit jeweils 8–16 Übungen.

→ Dieselbe Übung mit dem rechten Bein und der linken Schulter.

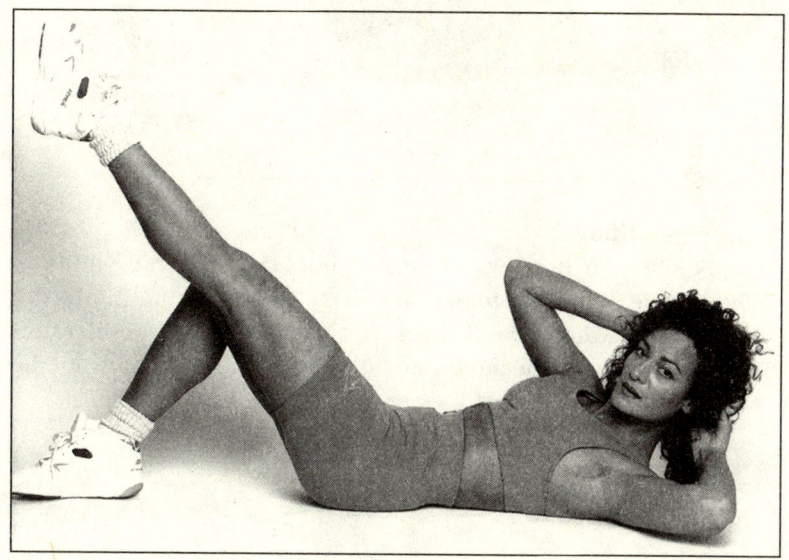

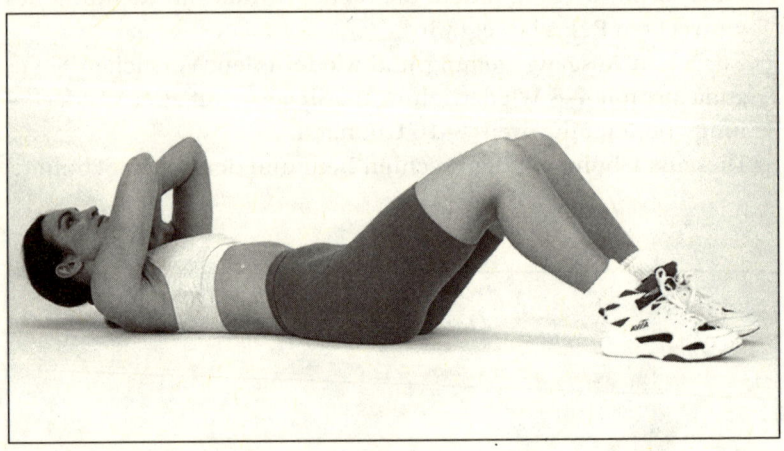

Ausgangsstellung

→ Arme über der Brust verschränken und Hände auf die Schultern legen. Die Ellbogen zeigen aufwärts. Am Kreuzungspunkt der Unterarme Kinn fest aufstützen. Auf Neutralstellung des Beckens achten. Während Sie ausatmen, fühlen Sie, wie der Bauch auf die Wirbelsäule herabsinkt.

Trainingstip

→ Beim Anheben ruht das Kinn immer an der gleichen Stelle fest auf den Unterarmen.

Während der Übung den Bewegungsablauf nicht nur durchführen, sondern ihn sich auch bildlich vergegenwärtigen. Konzentrieren Sie Ihre Gedanken auf die Vorstellung, wie Ihr Bauch flach wird.

Übungsablauf

→ Beim Anheben die Luft langsam aus den Lungen entweichen lassen. Die Oberarme zeigen in dieselbe Richtung wie die gebeugten Oberschenkel. Das Kinn ruht fest auf den Unterarmen. Schultern unten lassen und entspannen.

→ Zurück in Ausgangsstellung und wiederholen. Weil der Kopf während der gesamten Übungsdauer aus eigener Kraft im Schwebezustand bleiben muß, versuchen Sie es zunächst mit vier Wiederholungen, dann allmählich steigern auf zwei Wiederholungsrunden mit jeweils 8–16 Übungen.

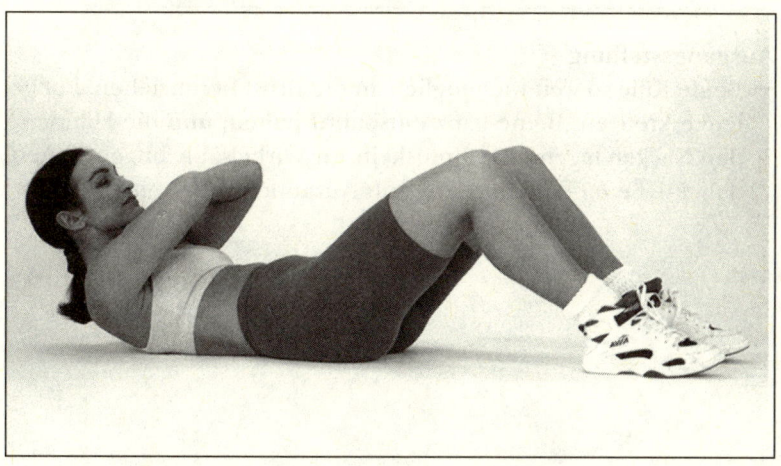

Einrollen

Diese Übung verbindet die Grundübung mit der umgekehrten Grundübung.

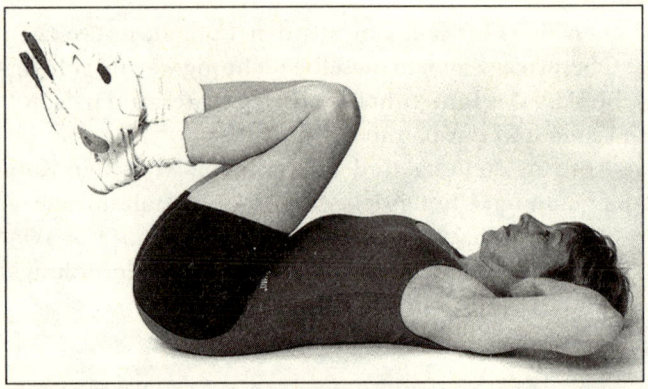

Ausgangsstellung
→ Beide Knie so weit wie möglich an die Brust heranziehen, Fußgelenke kreuzen. Beine ganz entspannt halten, und die Hände in den Nacken legen. Bauchmuskeln zur Wirbelsäule hin einziehen, dabei tief einatmen und sich aufs Ausatmen vorbereiten.

Trainingstip

→ Allein das Anspannen und Einziehen der Bauchmuskeln bewirkt, daß Becken und Brustkorb sich aufeinander zu bewegen. Denken Sie bei der Übung immer an diesen Vorgang. Stellen Sie sich vor, der Nabel würde in den Körper einsinken.

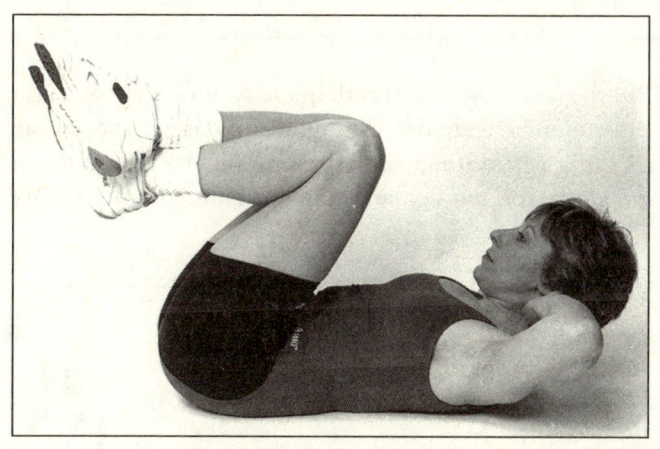

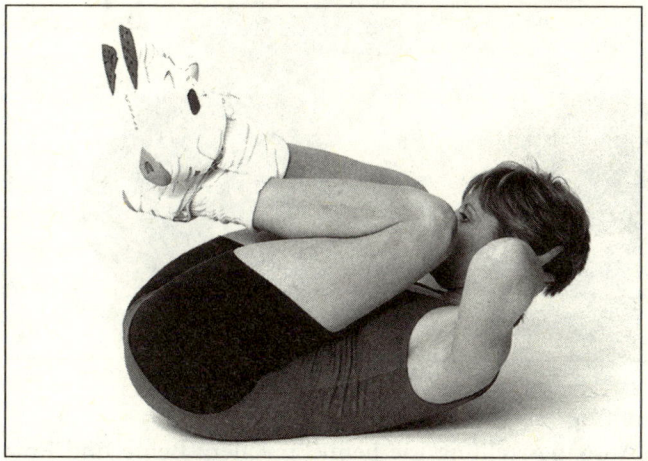

Übungsablauf

→ Beim Anheben Rücken beugen, um das Becken an den Brustkorb heranzuführen. Nicht ruckartig oder mit Schwung einrollen. Die Bewegungen langsam und kontrolliert ausführen.

→ Zurück in Ausgangsstellung und wiederholen. Versuchen Sie es zunächst mit 4–8 Wiederholungen. Steigern auf zwei Wiederholungsrunden mit jeweils 8–16 Übungen.

Bei dieser Übung gibt es einiges zu bedenken. Nehmen Sie sich also Zeit für die einzelnen Schritte der Übungsausführung. Je besser Sie sich mit der Übung vertraut machen, desto weniger Zeit brauchen Sie dafür. Konzentrieren Sie sich auf die Bewegungen, und führen Sie sie sorgfältig aus.

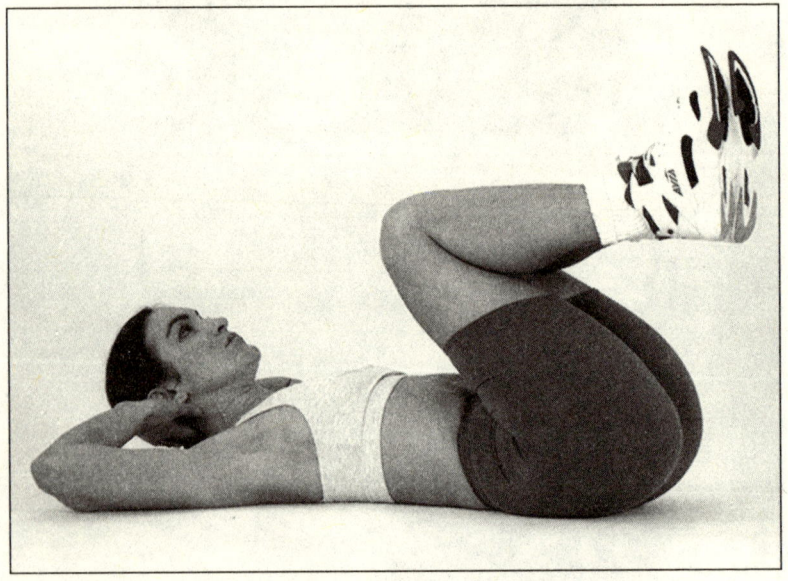

Ausgangsstellung
→ Dieselbe Ausgangsstellung wie beim Einrollen. Beine und Knie sind völlig entspannt. Die Hände liegen hinter dem Nacken.

— Trainingstip —

→ Nicht ruckartig heben. Der Bewegungsablauf muß fließend und gleichmäßig sein.

DIE ÜBUNGSPLÄNE

Übungsablauf

→ Lassen Sie beim Anheben die Bauchmuskeln arbeiten, und machen Sie eine Drehung. Den linken Arm ausstrecken und in Höhe der Fußgelenke außen an den rechten Unterschenkel legen. Gleichzeitig bewegt sich die rechte Hüfte in Richtung auf die rechte Achselhöhle, und die ausgestreckte Hand gleitet auf die Füße zu.

→ Zurück in Ausgangsstellung und wiederholen. Versuchen Sie es zunächst mit vier Wiederholungen, dann allmählich steigern auf mindestens zwei Wiederholungsrunden mit jeweils acht Übungen.

→ Dasselbe mit dem rechten Arm und der linken Hüfte. Die gleiche Wiederholungszahl bei beiden Übungen einhalten.

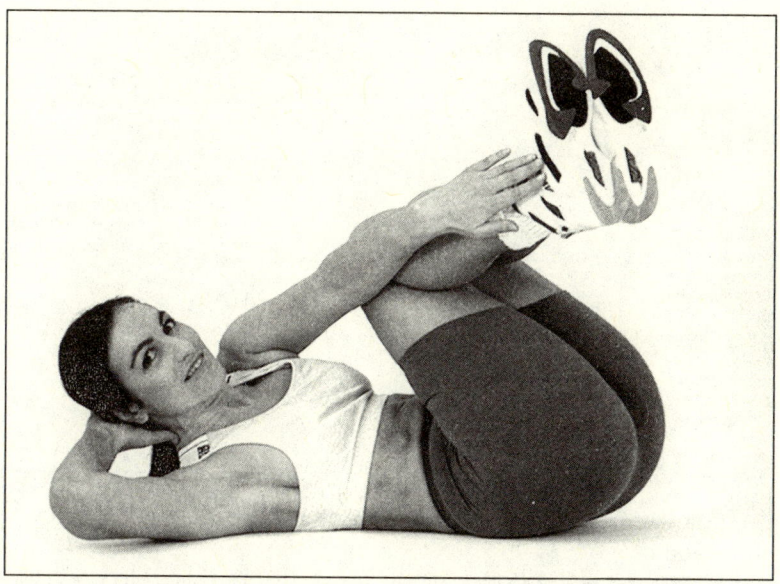

Armstrecken

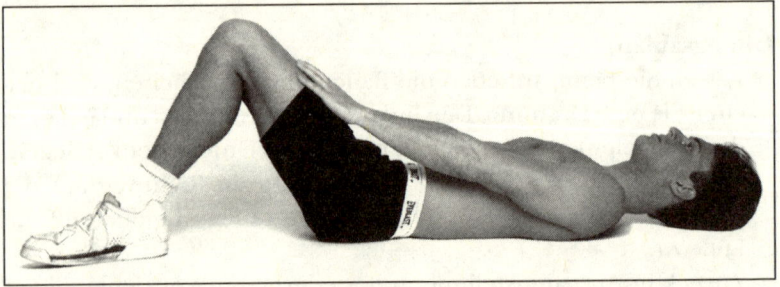

Ausgangsstellung

→ Hände flach auf die Oberschenkel legen. Kinn etwas vorstrecken, um den Kopf zu stabilisieren. Dabei auf wirbelsäulengerechte Haltung des oberen Rückenteils achten.

Trainingstips

→ Beim Anheben an den Armen entlangblicken oder Knie anvisieren.

→ Falls Sie es wünschen, können Sie in der höchsten Stellung die Knie mit den Händen umfassen und die ganze Kraft auf das Einziehen des Bauches konzentrieren.

DIE ÜBUNGSPLÄNE

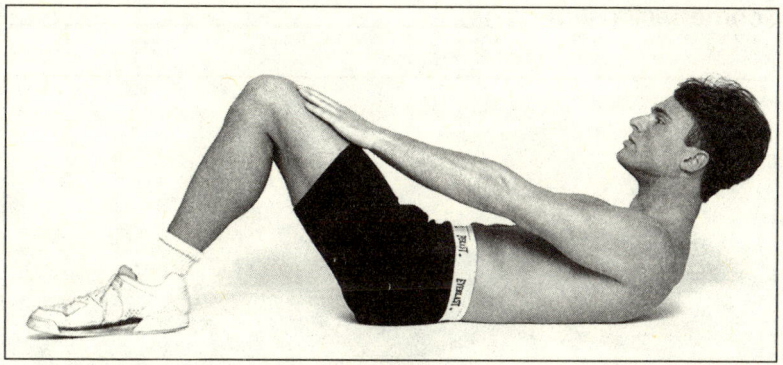

Übungsablauf

→ Während Sie die gerade Grundübung ausführen, die Hände zu den Knien hin schieben. Brustkorb so weit wie möglich anheben und Bauch kräftig einziehen.

→ Zurück in Ausgangsstellung und wiederholen. Versuchen Sie es zunächst mit 4–8 Wiederholungen, dann allmählich steigern auf zwei Wiederholungsrunden mit jeweils 8–16 Übungen.

Hinweis: Wenn bei dieser Übung die Bauchmuskeln hervortreten, lassen Sie den Körper auf den Boden zurücksinken. Beim nächsten Anheben beugen Sie sich nicht mehr so weit vor. Statt dessen konzentrieren Sie sich auf ein geringeres Bewegungsausmaß. Mit fortschreitender Gewöhnung an die Übung werden Sie sich bei eingezogenem Bauch höher heben können.

Schmetterlingsübung

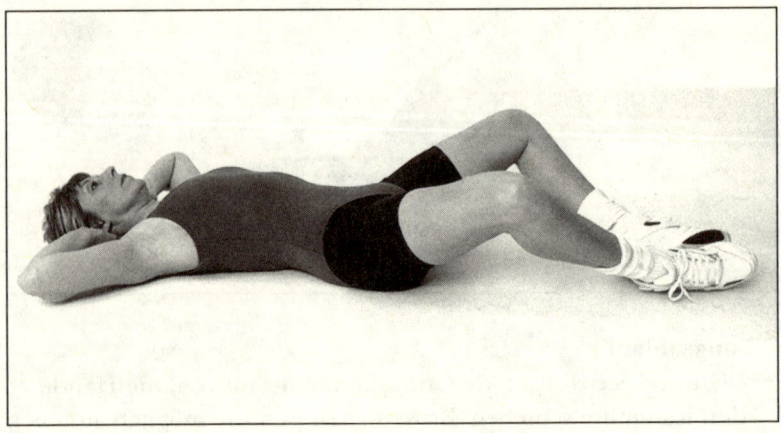

Ausgangsstellung
→ Beine spreizen, Knie leicht nach außen beugen. Die Fersen berühren einander. Fußgelenke nicht abknicken, sondern in einer Linie mit den Unterschenkeln halten. Der auf die Hände gestützte Kopf befindet sich in Neutralstellung. Bauch einziehen und sich aufs Anheben vorbereiten.

Trainingstip

→ Weil die Knie bei dieser Übung nach außen zeigen, kann es passieren, daß der untere Rückenteil stärker gekrümmt ist als sonst. Versuchen Sie das auszugleichen, indem Sie sich noch stärker auf das Einziehen der Bauchmuskulatur konzentrieren, bis Sie das Strecken der Muskeln und des Rückens spüren.

Hinweis: Falls es den Muskeln an der Schenkelinnenseite an Spann-kraft mangelt, könnte die Spreizstellung der Beine unangenehm werden. Sollte dieser Fall eintreten, entspannen Sie den Körper nach jeder Übung. Lassen Sie jedoch die Beine noch ein Weilchen gespreizt, denn damit kräftigen Sie die Oberschenkelmuskulatur.

Übungsablauf

→ Beim Anheben sich ganz fest auf den flachen Bauch konzentrie-ren. Dazu die Muskeln vom Schambein bis zum Brustkorb ein-wärts und aufwärts ziehen. Auf Neutralstellung des Beckens ach-ten.

→ Zurück in Ausgangsstellung und wiederholen. Versuchen Sie es zunächst mit 4–8 Wiederholungen, dann allmählich steigern auf zwei Wiederholungsrunden mit jeweils 8–16 Übungen.

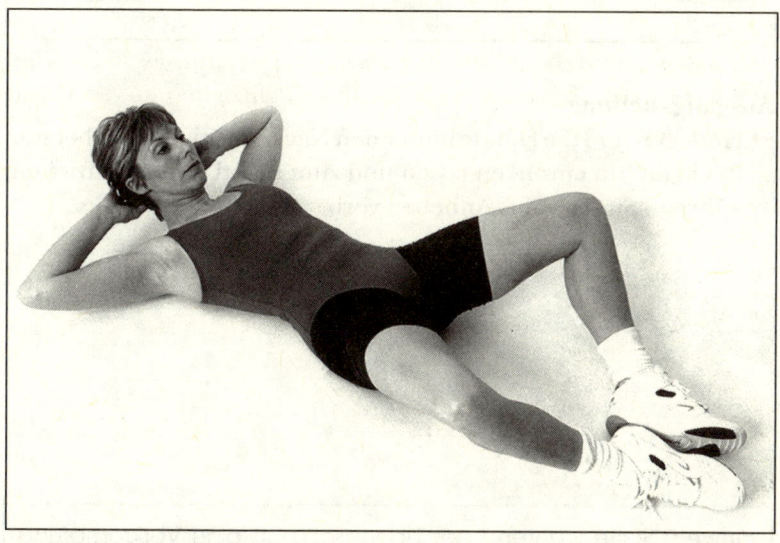

Erweiterte gerade Grundübung _____

Der Bewegungsablauf dieser Übung ist dem der geraden Grundübung ähnlich, aber während Sie diese ausführen, bringen Sie die Wadenmuskeln ins Spiel, indem Sie die Fersen anheben.

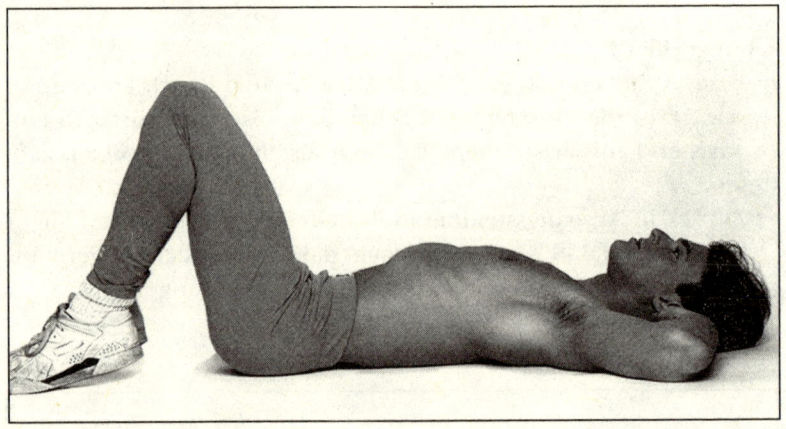

Ausgangsstellung
→ Hinlegen und die Hände hinter den Nacken schieben. Nabel zum Rückgrat hin einsinken lassen und zum Brustkorb heraufziehen, während Sie sich aufs Anheben vorbereiten.

Hinweis: Sollte während des Übungsablaufs eine Verkrampfung der Wadenmuskeln eintreten, stellen Sie die Fersen wieder auf den Boden und richten die Zehen zur Decke hin aus. Das löst den Krampf. Um zunächst nur die Wadenmuskeln zu kräftigen, können Sie die Fersen anheben, ohne den Oberkörper zu bewegen.

→ Keinen Druck auf die Zehen ausüben, während Sie die Fersen anheben. Das Gewicht bleibt auf den gesamten Rumpf verteilt.

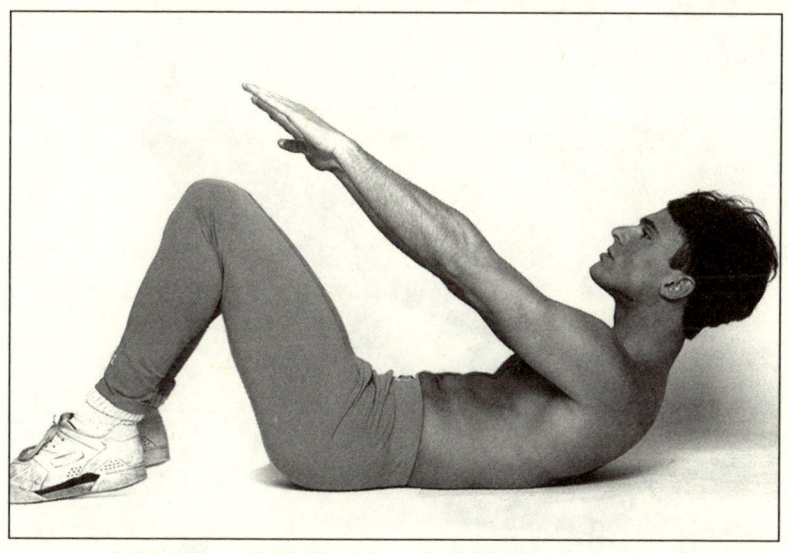

Übungsablauf

→ Beim Anheben die ausgestreckten Arme über die Knie hinaus schieben und dabei die Fersen so weit es geht vom Boden abheben. Sie spüren die Anspannung in den Waden. Die Hüfte bleibt in Neutralstellung, auch wenn's schwerfällt. Das schaffen Sie schon!

→ Zurück in Ausgangsstellung und wiederholen. Versuchen Sie es zunächst mit vier Wiederholungen, dann allmählich steigern auf zwei Wiederholungsrunden mit jeweils 8–16 Übungen.

Schulter beugen

Bei dieser Übung stemmen Sie die Füße gegen die Wand.

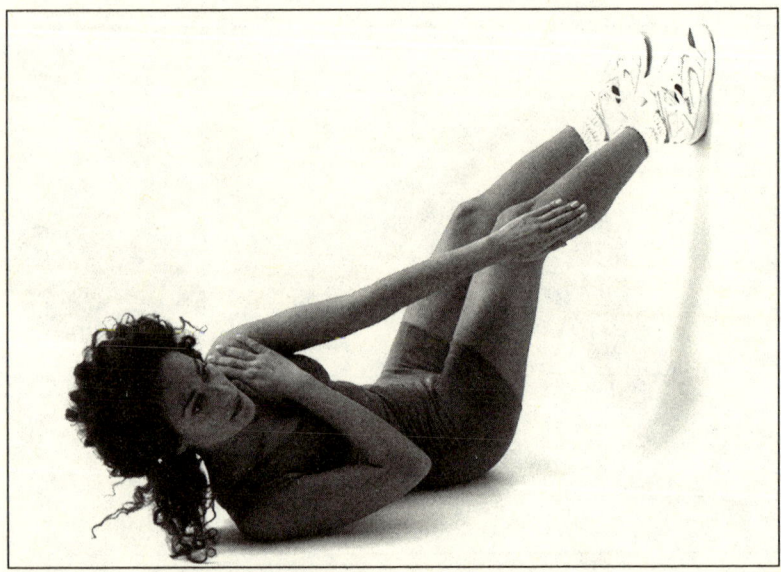

Ausgangsstellung
→ Die Füße flach gegen die Wand stellen, um die Beine zu stützen. Die rechte Hand ruht auf der linken Schulter, der linke Arm ist parallel zum Oberschenkel ausgestreckt.

Das Becken muß sich in Neutralstellung befinden. Gegebenenfalls Ausgangsposition korrigieren.

Trainingstip
→ Sorgen Sie dafür, daß die Drehungen von den Schultern und der Brust ausgehen, indem Sie beispielsweise die linke Schulter in Richtung rechtes Knie beugen. Halswirbelsäule in Neutralstellung halten. Kopf und Oberkörper bewegen sich als Einheit, und mit den Blicken folgen Sie der Bewegungsrichtung.

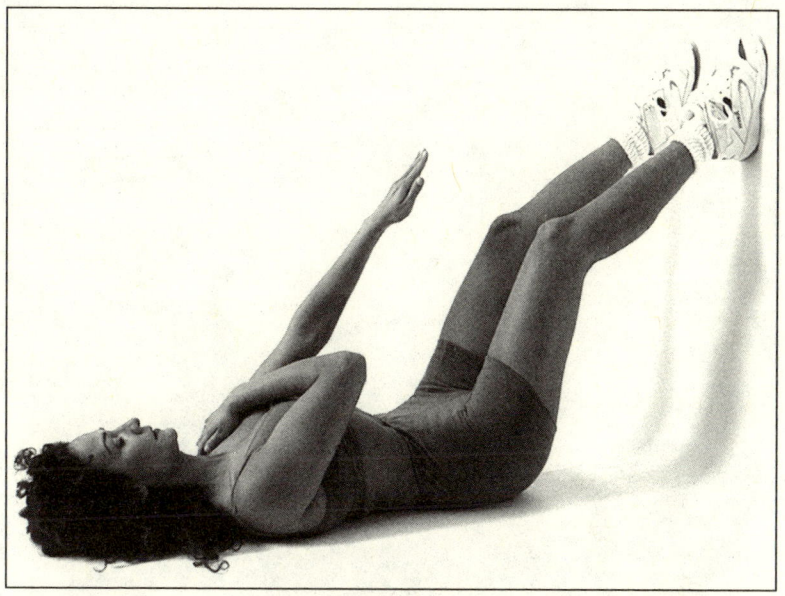

Übungsablauf

→ Zunächst Oberkörper gerade anheben, dann in der Hüfte drehen und die linke Hand seitlich ans rechte Knie legen.

→ Zurück in Ausgangsstellung und wiederholen. Beginnen Sie nach Möglichkeit mit mindestens acht Wiederholungen, dann allmählich steigern auf zwei Wiederholungsrunden mit jeweils 8–16 Übungen.

→ Dieselbe Bewegung in die andere Richtung. In beiden Fällen gleiche Wiederholungszahl einhalten.

Jetzt schlagen Sie Seite 149 auf und führen die Entspannungsübungen aus.

Hinweis: Sehen Sie sich die Abbildungen genau an, und achten Sie auf die Stellung der Knie im Verhältnis zu den Füßen und der Hüfte. Der Körper muß gerade ausgestreckt sein.

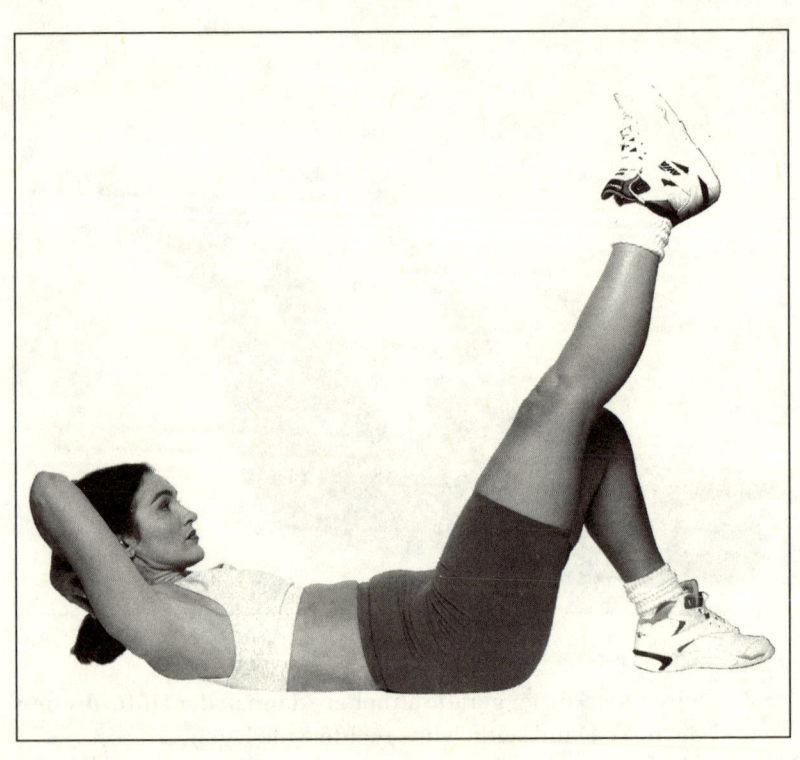

Plan 3: Weiter aufbauen

Becken kippen

Luftrad

Alles gestreckt

Gekreuzt gestreckt

Beinschwebe

Kopfwiege

Arm- und Beinschwebe

Füße an die Wand

Gestreckt bis in die Fingerspitzen

Hände zur Wand

Gut gemacht! Sie haben die Technik sorgfältig und gewissenhaft angewendet und können sich nun Plan 3 zuwenden. Auf das inzwischen Erreichte dürfen Sie stolz sein.

In dieser Phase des Trainingsverlaufs sollte es Ihnen leichtfallen, die Neutralstellung von Rücken (Becken), Kopf und Nacken einzunehmen. Auch atmen Sie bei den Übungen schon viel ruhiger und gleichmäßiger, weil Sie sich darauf konzentrieren, beim Anheben auszuatmen. Auch das Anziehen der Bauchmuskulatur einwärts und aufwärts dürfte Ihnen zur Gewohnheit geworden sein – nicht nur während der Übungen, sondern den ganzen Tag hindurch, ob Sie nun sitzen oder stehen. Schauen Sie in den Spiegel: Ihre Körperhaltung ist schon besser geworden.

Nachdem Sie also genügend Kraftreserven aufgebaut haben, werden wir das Bewegungsausmaß der Übungen steigern und Ihnen mehr an Leistung abverlangen, damit Sie in Form bleiben und die inzwischen gemachten Fortschritte absichern.

Es ist sehr wichtig, während jeder Wiederholung eine körpergerechte Haltung einzunehmen. Wenn Sie beispielsweise Probleme mit der Neutralstellung haben und sich der Kopf nach vorn bewegt, oder wenn bei der schrägen Grundübung statt der Schulter der Ellbogen die Führung übernimmt, dann sind das Zeichen von Überanstrengung. In diesem Fall legen Sie eine Verschnaufpause ein – Sie haben sie verdient.

Beginnen Sie mit 4–8 Wiederholungen jeder Übung. Allmählich werden Sie zwei Wiederholungsrunden mit jeweils 8–16 Übungen mühelos und ohne zu pausieren durchhalten können. Wenn Sie sich besonders stark und unternehmungslustig fühlen, üben Sie so oft und so lange, wie Sie wollen.

Nicht vergessen: vor Übungsbeginn immer aufwärmen.

Becken kippen

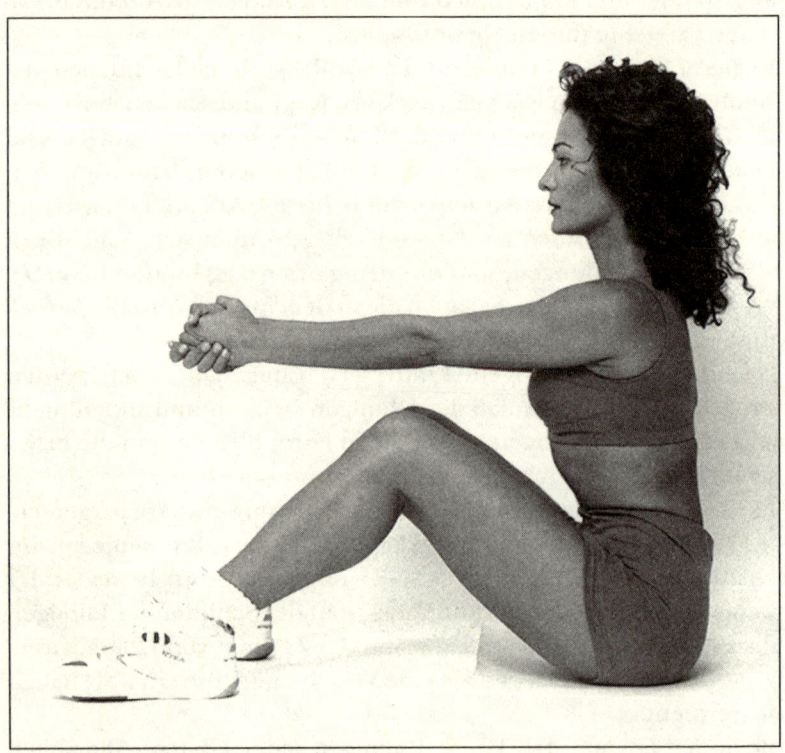

Ausgangsstellung

→ Kerzengerade hinsetzen, Arme nach vorne strecken und Finger locker verschränken. Sie beginnen diese Übung wie im Liegen, indem Sie die Bauchmuskeln einwärts und aufwärts ziehen. Sie spüren ganz deutlich das Heben in der Mittelpartie. Stellen Sie sich vor, der Kopf werde zur Decke hinaufgezogen und nehme die Wirbelsäule mit.

Trainingstip

→ Vermeiden Sie zu weites Zurücksinken, indem Sie die Bauchmuskeln fest anspannen. Die Rückwärtsbewegung darf nur durch das Krümmen des Rückens bewirkt werden, also nicht hin und her schaukeln. Konzentrieren Sie sich auf die richtige Technik.

Übungsablauf

→ Mit dem Anheben in der Mittelpartie nicht nachlassen, ausatmen und langsam den Rücken krümmen, um das Becken zu kippen. Der Rücken wird runder, der Oberkörper neigt sich zurück. Zu weit sollten Sie dabei anfangs nicht gehen, denn dann können Sie den Bauch nicht mehr einziehen. Machen Sie sich zuerst mit dem Übungsablauf vertraut.

→ Zurück in Ausgangsstellung und wiederholen. Versuchen Sie es zunächst mit 4–8 Wiederholungen, dann allmählich steigern auf zwei Wiederholungsrunden mit jeweils 8–16 Übungen.

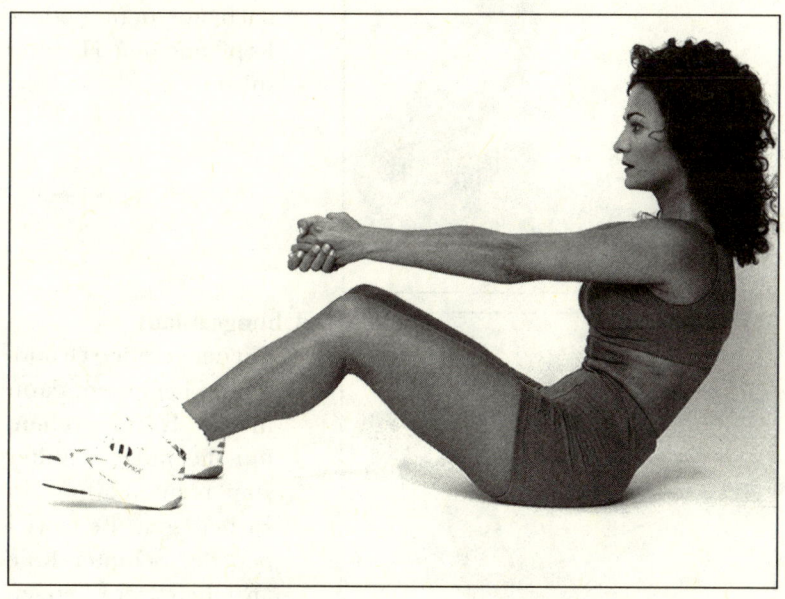

Das haben Sie schon als Kind im Turnunterricht gemacht.

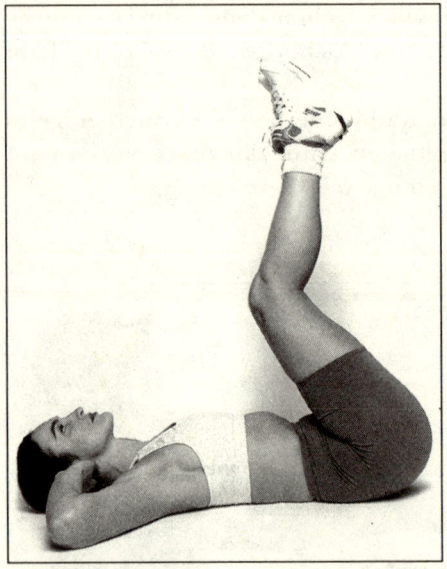

Ausgangsstellung

→ Beine anwinkeln und die Knie an die Brust heranziehen, aber nur so weit, wie das ohne Zugbelastung des unteren Rückens möglich ist. Die Hüfte bleibt flach auf dem Boden. Kopf mit den Händen stützen.

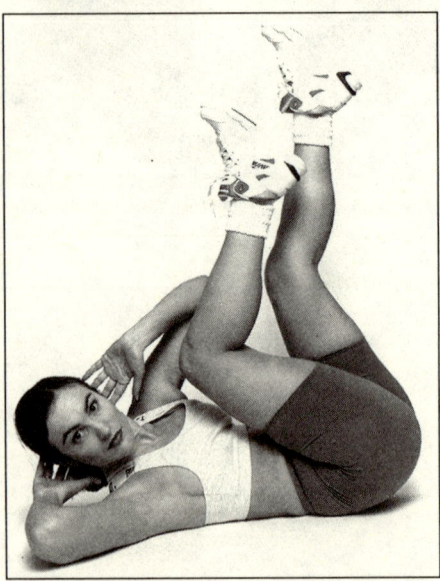

Übungsablauf

→ Mit der geraden Grundübung beginnen, dann in der Hüfte drehen, um die linke Schulter zum rechten Knie hin zu bewegen. Beim Heben der Schulter Knie anziehen. Der Ellbogen ist entspannt und darf nicht vorgezogen werden.

DIE ÜBUNGSPLÄNE

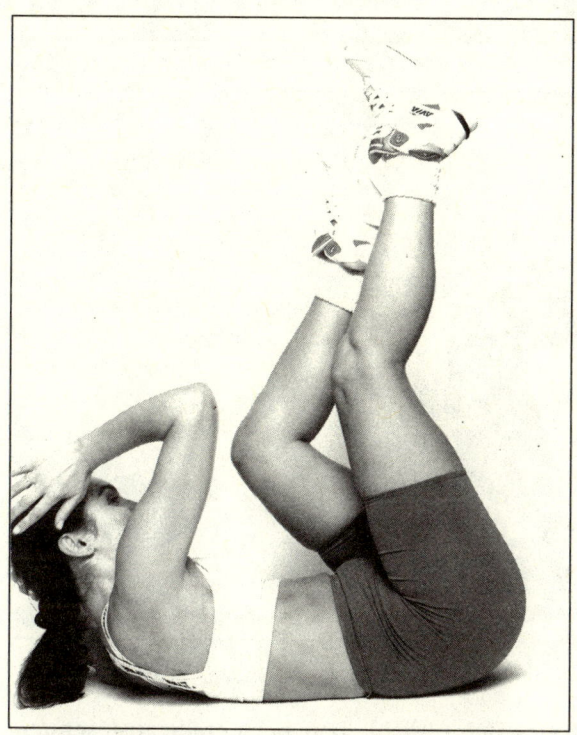

→ Dasselbe zur anderen Seite hin und abwechselnd wiederholen. Geschmeidig bewegen. Während der gesamten Übungsdauer Oberkörper nicht zurücksinken lassen. Zunächst 4–8 Wiederholungen nach jeder Seite, dann allmählich steigern auf zwei Wiederholungsrunden mit jeweils 8–16 Übungen.

Bei jedem Anheben das Ausatmen nicht vergessen.

Trainingstips

→ Bauchmuskeln während der gesamten Übungsdauer einziehen. Nicht hin und her schaukeln.
→ Die Knie befinden sich oberhalb der Hüftpartie. Hüfte und Lendenwirbelsäule liegen bei jeder Drehung flach auf dem Boden.

PLAN DREI

Alles gestreckt

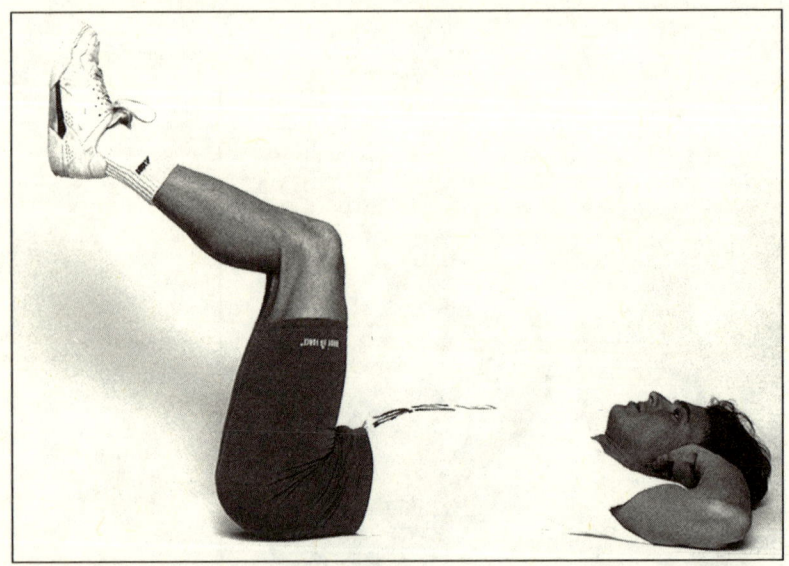

Ausgangsstellung

→ Mit gebeugten Knien Beine hochheben. Bei schmerzauslösendem Druck im unteren Rückenteil das Knie etwas stärker beugen, aber Hüfte und Lendenwirbelsäule auf dem Boden lassen, damit kein Hohlkreuz entsteht. Hände hinter den Nacken schieben.

Trainingstips

→ Stellen Sie sich während der Übung bildlich vor, wie die Kraft aus dem geraden Bauchmuskel, dem Bereich zwischen Schambein und Brustkorb kommt.

→ Vor Beginn jeder Wiederholung Knie entspannen.

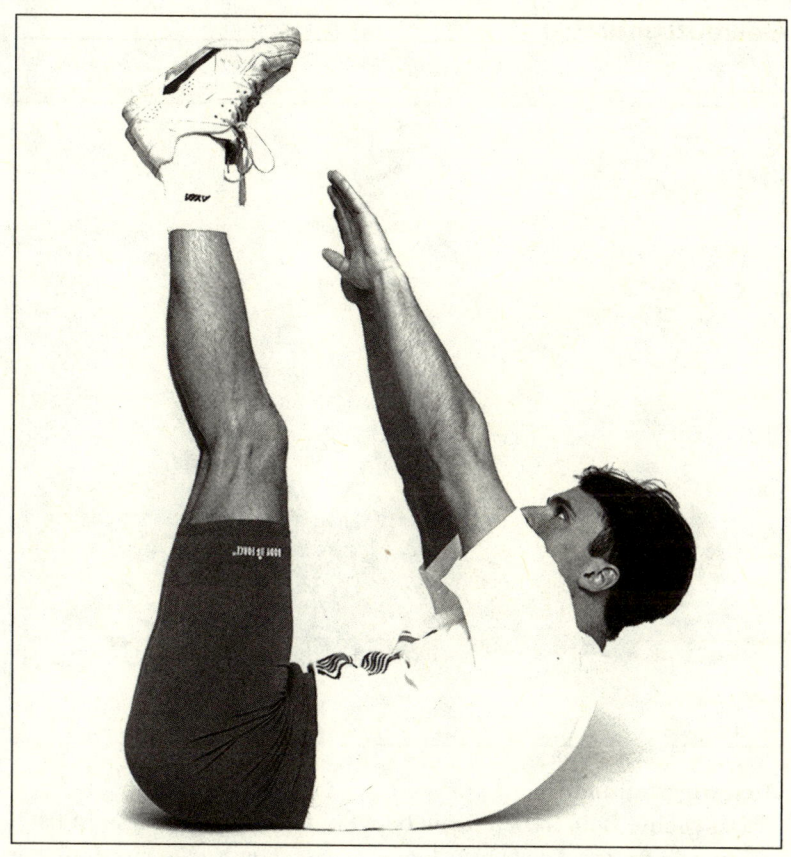

Übungsablauf

→ Beim Heben des Oberkörpers ausatmen, Knie durchdrücken und mit ausgestreckten Händen versuchen, die Zehenspitzen zu erreichen.

→ Zurück in Ausgangsstellung und wiederholen. Versuchen Sie es zunächst mit 4–8 Wiederholungen, dann allmählich steigern auf zwei Wiederholungsrunden mit jeweils 8–16 Übungen.

Gekreuzt gestreckt

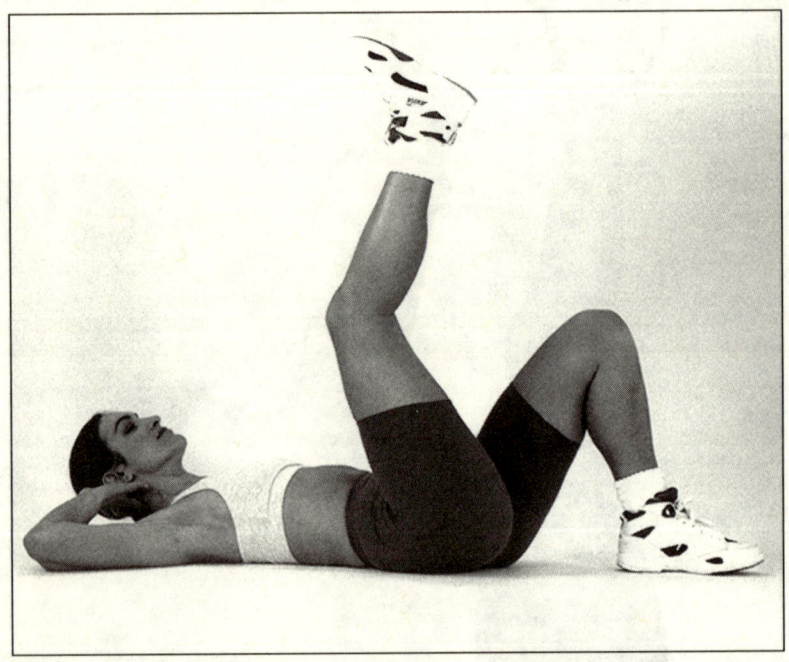

Ausgangsstellung

→ Das rechte Bein heben, Knie beugen. Der andere Fuß steht flach
   auf dem Boden. Die Hände liegen hinter dem Nacken und stützen
   den Kopf. Der erhobene Fuß gibt die Richtung an.

Trainingstips

→ Das Knie des gestreckten Beins ist entspannt und befindet sich
   oberhalb der Hüfte.
→ Arm, Schulter und Brustkorb bilden eine Einheit, während Sie die
   Hand zur Außenseite des angehobenen Fußes führen.

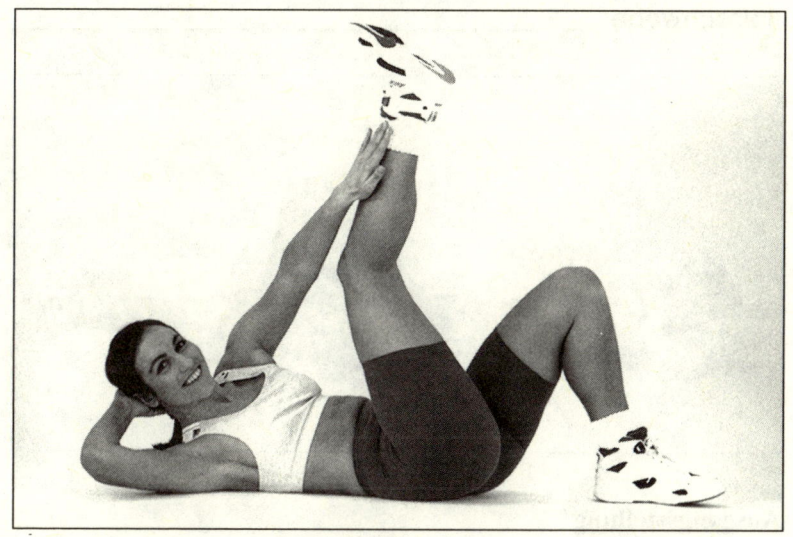

Übungsablauf

→ Mit der geraden Grundübung beginnen. Drehen und Schulter beugen. Beim Drehen linken Arm zur Außenseite des erhobenen Fußes führen – so weit hinauf wie möglich. Die dazu benötigte Kraft muß aus den Bauchmuskeln kommen.

→ Zurück in Ausgangsstellung und wiederholen. Mit acht Wiederholungen beginnen und allmählich steigern auf zwei Wiederholungsrunden mit jeweils 8–16 Übungen.

→ Dieselbe Übung mit dem linken Bein. Auf gleiche Wiederholungszahlen achten.

Beinschwebe

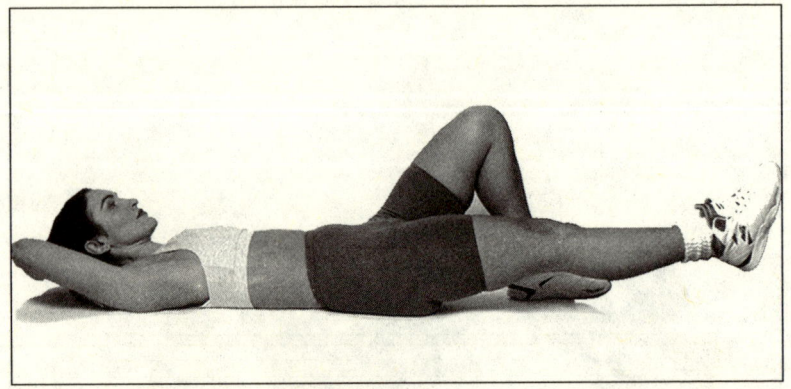

Ausgangsstellung
→ Hände zwischen den Schulterblättern hinter den Rücken legen. Die Arme bilden einen Korb für den Kopf. Rechtes Bein leicht anheben und durchstrecken.

Trainingstips

→ Stellen Sie sich den kräftigen Energiestrom vor, der durch das Bein fließt, während Sie es noch weiter vom Körper weg strecken.

→ Sie könnten versucht sein, beim Heben des Oberkörpers die Ellbogen nach vorn zu nehmen. Tun Sie das nicht, sondern lassen Sie sie entspannt. Das verhindert schmerzauslösenden Druck auf die Halswirbelsäule.

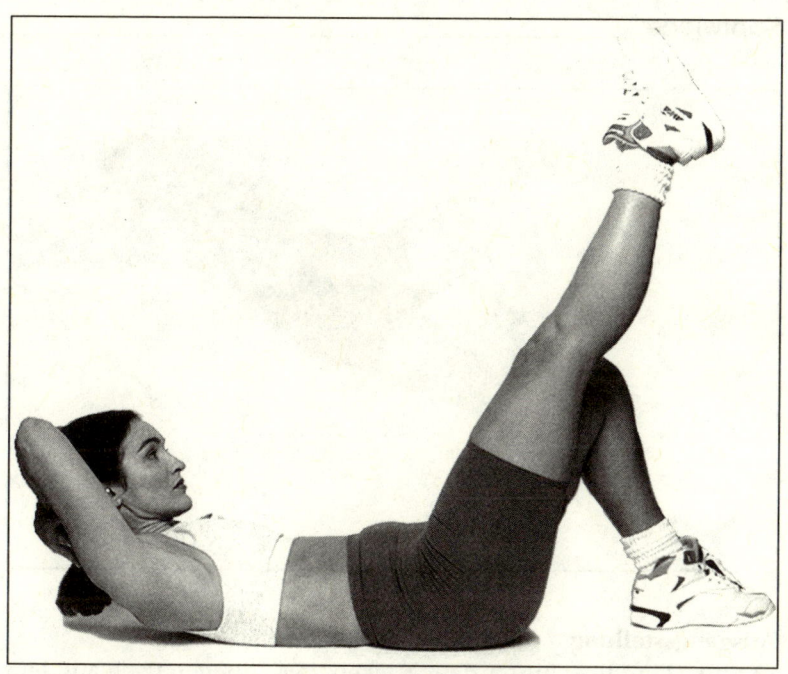

Übungsablauf

→ Ausatmen, Bauchmuskeln einwärts und aufwärts ziehen. Kopf, Arme und Brustkorb als Einheit beugen, während gleichzeitig das ausgestreckt schwebende Bein angehoben wird.

→ Zurück in Ausgangsstellung und wiederholen. Versuchen Sie es zunächst mit 4–8 Wiederholungen, dann allmählich steigern auf zwei Wiederholungsrunden mit jeweils 8–16 Übungen.

→ Dieselbe Übung mit dem anderen Bein. Auf gleiche Wiederholungszahl für beide Seiten achten.

Immer daran denken: Hüfte in Neutralstellung halten!

Kopfwiege

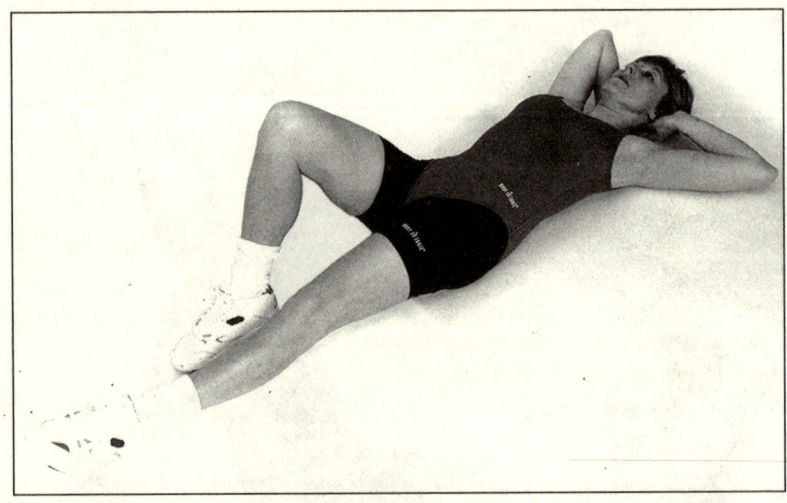

Ausgangsstellung
→ Eine Hand liegt hinter dem Nacken, der Ellbogen flach auf dem Boden. Die andere Hand wie bei der vorangegangenen Übung zwischen die Schulterblätter hinter den Rücken schieben. Das eine Bein ist angewinkelt, das andere flach ausgestreckt.

Trainingstip

→ Nicht auf das Heben des Beins konzentrieren, sondern auf ein möglichst weites Strecken nach vorn, bei geringem Anheben.

DIE ÜBUNGSPLÄNE

Übungsablauf

→ Mit einer geraden Grundübung beginnen. Drehen und rechte Schulter zum ausgestreckten linken Bein hin beugen. Gleichzeitig das ausgestreckte Bein etwas vom Boden abheben und noch weiter vorstrecken.

→ Zurück in Ausgangsstellung und wiederholen. Versuchen Sie es zuerst mit acht Wiederholungen, dann allmählich steigern auf zwei Wiederholungsrunden mit jeweils 8–16 Übungen.

→ Dieselbe Übung mit linker Schulter und rechtem Bein.

Bei jeder Übung auf gleiche Wiederholungszahl achten. Auf ruhiges Atmen konzentrieren.

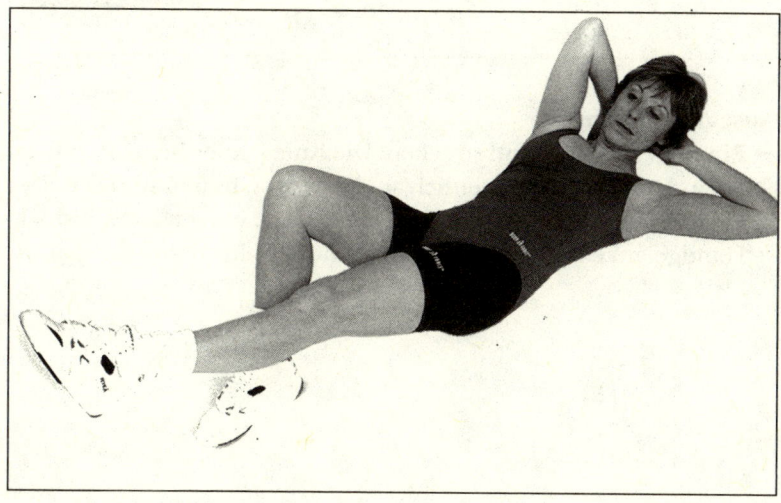

Arm- und Beinschwebe

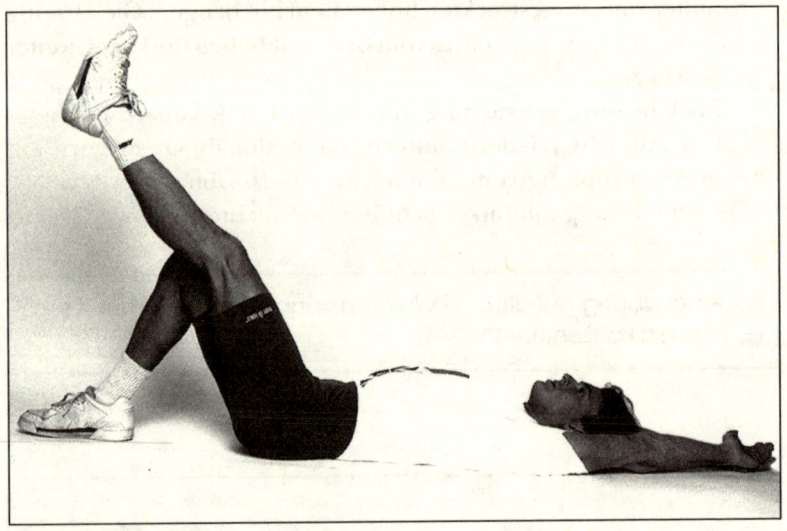

Ausgangsstellung

→ Ein Bein anheben und strecken. Die Knie beider Beine berühren
einander. Beide Arme seitlich am Kopf nach hinten strecken. Der
Kopf liegt zwischen den Oberarmen wie in einem Schraubstock.
Handgelenke übereinanderlegen. Die Schultern sind entspannt.

Trainingstip

→ Beim Beugen des Oberkörpers darf sich das ausgestreckte Bein
nicht bewegen. Konzentrieren Sie sich darauf, Ihr Bein möglichst
stark zu strecken.

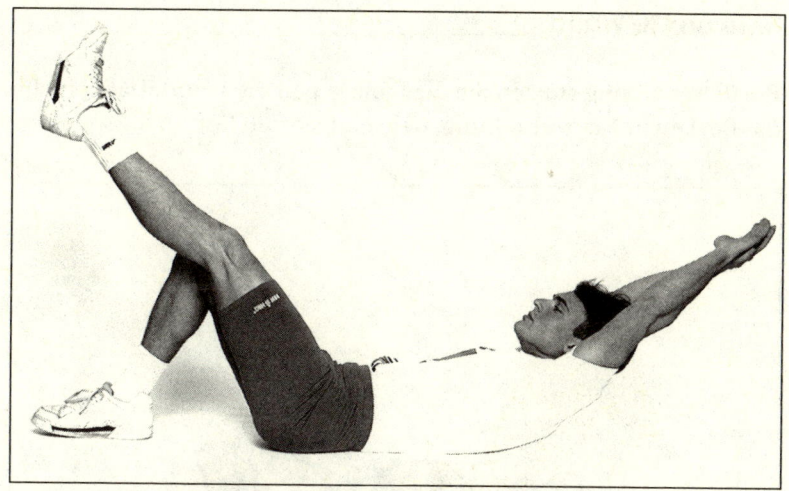

Übungsablauf

→ Kräftig ausatmen, während Sie den Oberkörper anheben und das gestreckte Bein noch weiter strecken. In dieser längsgestreckten Lage haben Sie es leichter, den Bauch während der gesamten Übungsdauer und der Wiederholungen flach zu halten.

→ Zurück in Ausgangsstellung und wiederholen. Weil diese Übung die Bauchmuskeln stark beansprucht, mit nur vier Wiederholungen beginnen, dann allmählich steigern auf zwei Wiederholungsrunden mit jeweils 8–12 Übungen.

→ Dieselbe Übung mit dem anderen Bein.

Auf gleiche Wiederholungszahl bei allen Übungen achten.

Füße an die Wand

Bei dieser Übung stützen Sie die Füße gegen die Wand. Dabei bleibt das Becken in Neutralstellung, während Sie den Körper ausstrecken.

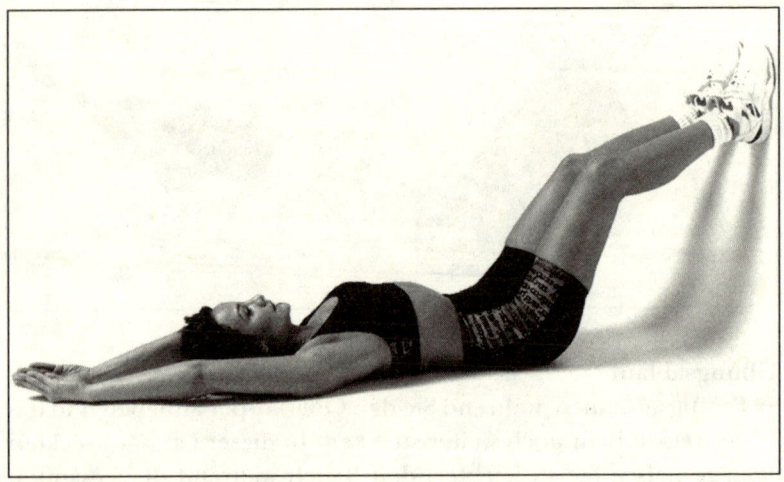

Ausgangsstellung
→ Die Füße stehen flach an der Wand, die Knie sind bequem gebeugt. Arme über den Kopf heben und bis in die Fingerspitzen nach hinten strecken. Die Handflächen berühren einander. Bauch flach einziehen und mit dem Ausatmen beginnen.

Trainingstips

→ Nutzen Sie die Strecklage, um die Bauchmuskeln kräftig einwärts und aufwärts zu ziehen. Dabei an den flachen, straffen Bauch denken.

→ Lassen Sie beim Heben die Schultern unten. So bleibt der Hals langgestreckt, und schmerzauslösender Druck auf die Halswirbelsäule wird vermieden.

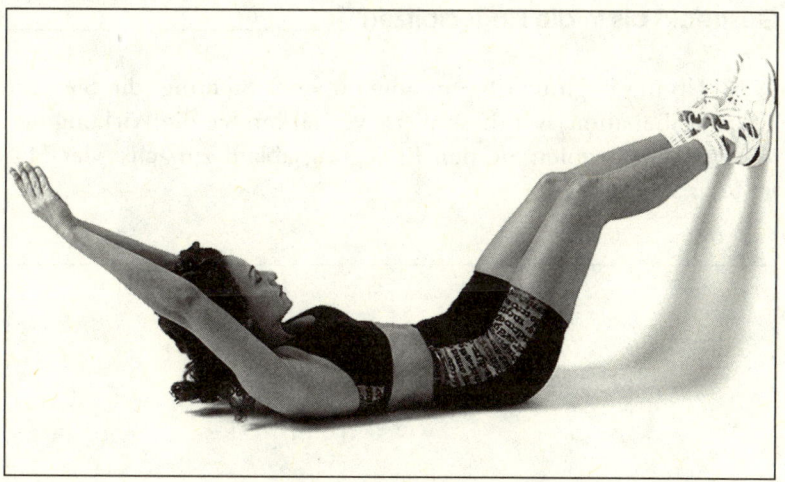

Übungsablauf

→ Kopf, Arme und Brustkorb in einem anheben.

→ Zurück in Ausgangsstellung und wiederholen. Mit vier Wiederholungen beginnen, dann allmählich steigern auf zwei Wiederholungsrunden mit jeweils 8–16 Übungen.

Gestreckt bis in die Fingerspitzen

Diese Übung beginnen Sie in angehobener Stellung, die Sie drei Takte beibehalten. Auf diese Weise verstärken Sie die Wirkung der Übung. Wiederholen Sie den Bewegungsablauf zunächst vier Mal und danach öfter.

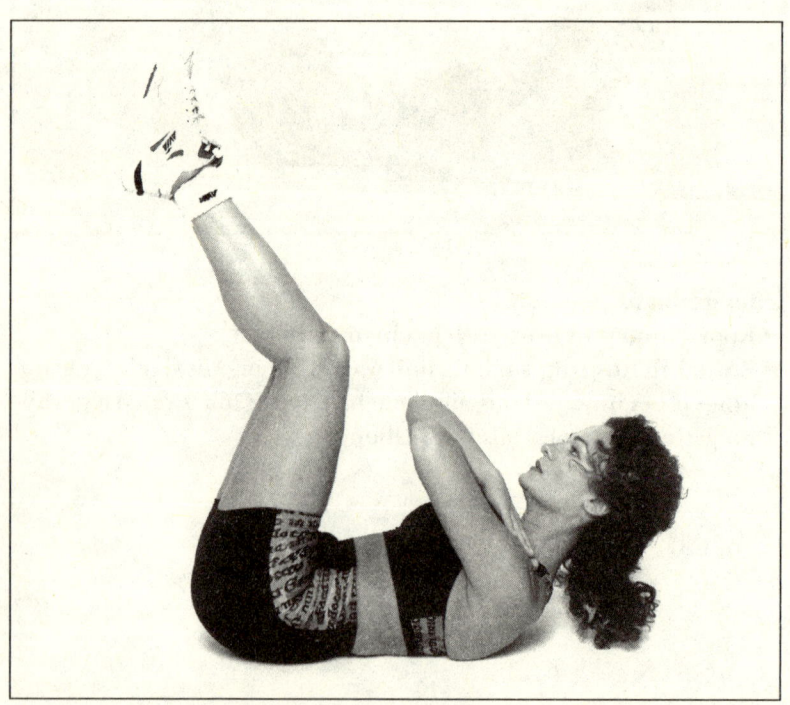

Ausgangsstellung
→ Die Arme sind vor der Brust verschränkt, die Hände ruhen auf den Schultern. Beine leicht angewinkelt nach oben strecken. Die Beugung der Knie sorgt dafür, daß Sie keinen Druck auf der Lendenwirbelsäule spüren. Ausatmen und Bauchmuskeln spannen, fest zur Wirbelsäule herunter ziehen. Die Ellbogen sind zu den Knien hin ausgerichtet.

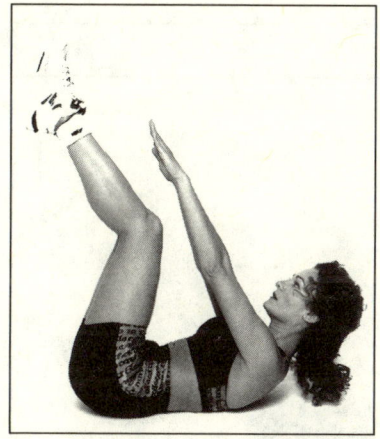
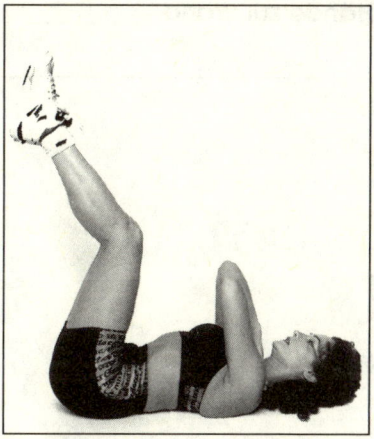

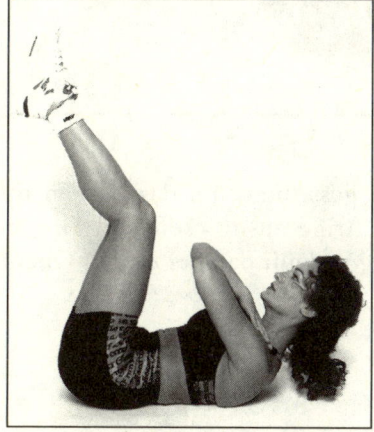

Übungsablauf

→ Mit angehobenem Oberkörper Arme über die Knie hinaus bis in die Fingerspitzen strekken. Bauch fest einziehen.

→ Beim Verschränken der Arme Oberkörper durch Anspannen der Bauchmuskeln in angehobener Stellung halten.

→ Wenn die Hände wieder auf den Schultern liegen, Körper zurück auf den Boden senken.

→ Verschnaufen und Wiederholung vorbereiten. Sie wiederholen die Übung viermal und gehen danach auf zwei Runden mit jeweils 8–12 Übungen.

Trainingstips

→ Oberkörper in angehobener Stellung halten, während Sie die Hände auf die Schultern legen bzw. in der Endphase der Übung dorthin zurückbringen.

→ Während Sie sich mit dieser Übung vertraut machen, in jedem Stadium langsam vorgehen und prüfen, ob die Bauchmuskeln eingezogen sind.

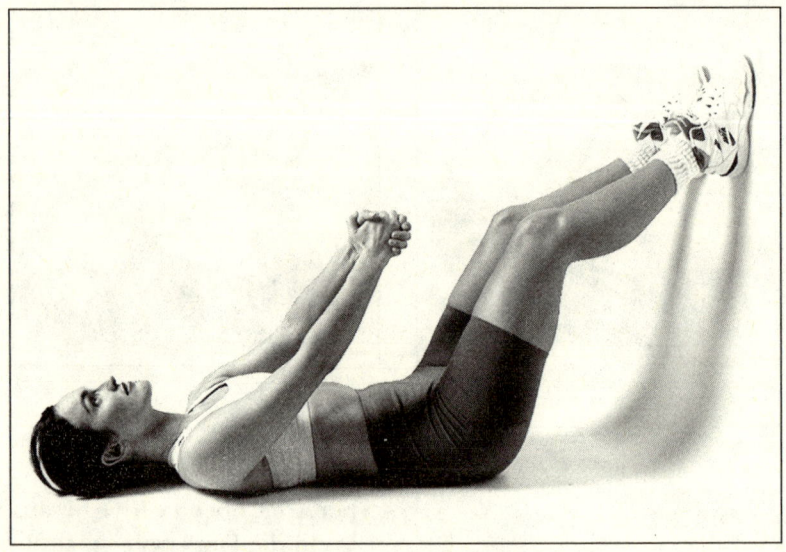

Ausgangsstellung

→ Die Füße sind gegen die Wand gestemmt, um das Becken in Neutralstellung zu stabilisieren. Arme ausstrecken und Finger verschränken. Die Streckrichtung verläuft parallel zu den Oberschenkeln.

Trainingstip

→ Sie werden mit jedem Mal kräftiger, und die Hände ziehen Sie weiter und weiter hinauf.

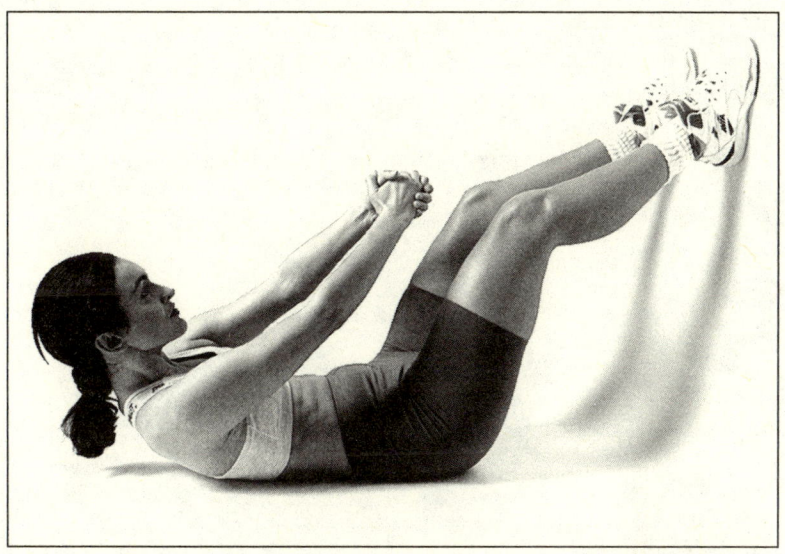

Übungsablauf

→ Beim Anheben stellen Sie sich vor, jemand stünde über Ihnen und
wollte Sie an den Händen in die Höhe ziehen. Währenddessen
konzentrieren Sie sich ganz auf das Einziehen des Bauches.

→ Zurück in die Ausgangsstellung und wiederholen. Beginnen Sie
mit vier Wiederholungen, dann allmählich steigern auf zwei Wiederholungsrunden mit jeweils 8–16 Übungen.

Haben Sie während des Übungsablaufs auf Neutralstellung ge-
achtet?

**Jetzt schlagen Sie Seite 149 auf und beenden Plan 3 mit den Entspan-
nungsübungen.**

Plan 4: Die Herausforderung

Boxerübung

Powerübung

Heben und schieben

Diagonalübung

Quer heben

Kraftakt

Parallelstreckung

Seilübung

Killerübung

C-Bogen

Partnerübung

Na also, Sie haben es bis zur Herausforderung geschafft.

Mit dem, was Sie inzwischen geleistet haben, dürfen Sie zufrieden sein. Sie haben die Mittelpartie gekräftigt, Sie machen eine gute Figur im Stehen wie im Sitzen, und Sie sehen phantastisch aus und fühlen sich auch so. Gut gemacht!

Sie beherrschen die Atemtechniken, und das Einnehmen und Beibehalten der Neutralstellung ist Ihnen in Fleisch und Blut übergegangen. Sie haben getan, was wir immer wieder betont haben und was für das gesamte Trainingsprogramm gilt: Die Qualität des Übungsablaufs ist der Schlüssel zum Erfolg bei möglichst geringem Zeitaufwand. Auch in diesem Plan sind die Grundregeln zu beachten. Manche Übungen verlangen viel von Ihnen, und Sie werden die Leistungsfähigkeit, die Sie in den Plänen 1 bis 3 erworben haben, voll ausspielen müssen. In Plan 4 wird bei allen Wiederholungen von Ihnen erwartet, daß Sie während der gesamten Übungsdauer den Bauch fest eingezogen halten.

Es kommen nun einige sehr schwierige Stellungen und Bewegungsabläufe auf Sie zu, wie die Diagonalübung. Achten Sie insbesondere bei dieser Übung auf körpergerechte Haltung, denn sie unterscheidet sich erheblich von allen Übungen in den vorhergehenden Plänen. Wenn Sie sie richtig ausführen, wird diese Übung den Unterleib an den Seiten formen, wo der *Musculus rectus abdominis* auf die schrägen Bauchmuskeln trifft.

Bei der Partnerübung am Schluß des Plans stellen wir es Ihnen frei, ob Sie diese Übung ausführen wollen oder nicht. Sie gehört nicht unbedingt zum Plan, aber vielleicht finden Sie Spaß daran.

Jede neue Runde beginnen Sie immer mit der niedrigsten Wiederholungszahl, um Ihre Technik zu verbessern. Mit zunehmender Kräftigung erhöhen Sie die Zahl der Wiederholungen. Wie Sie wissen, baut jeder weiterführende Plan auf den vorhergehenden auf. Plan 4 soll Sie körperlich in die Lage versetzen, eine Übung nach der anderen ohne Unterbrechung auszuführen und die Wiederholungsrunden ohne Verschnaufpause durchzustehen. Sie schaffen das schon!

Jetzt machen Sie sich ans Aufwärmen, und dann stellen wir uns der Herausforderung. Auf geht's!

PLAN VIER

Boxerübung _____

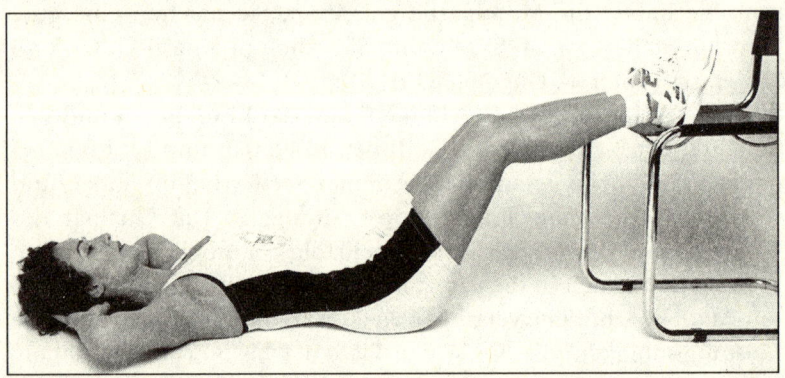

Ausgangsstellung

→ Um das Becken in Neutralstellung zu stabilisieren, legen Sie die Fersen bequem auf einen Stuhl. Hände hinter den Nacken schieben.

┌─ **Trainingstip** ─────────────────────────────┐
│ → Streben Sie das Äußerste an Bewegungsausmaß beim Anheben und Brustdehnen an. Beim Heben ausatmen und Bauch einziehen. │
└──┘

Übungsablauf

→ Beim Anheben die Arme aufrichten und anwinkeln, um die Brust zu dehnen. Die Arme sind an den Ellbogen gebeugt und die Hände zu lockeren Fäusten geballt. Ellbogen und Unterarme aneinanderdrücken. Wenn Sie die Schultern unten halten, weitet sich die Brust.

→ Zurück in Ausgangsstellung und wiederholen. Beginnen Sie mit vier Wiederholungen, dann allmählich steigern auf zwei Wiederholungsrunden mit jeweils 8–12 Übungen.

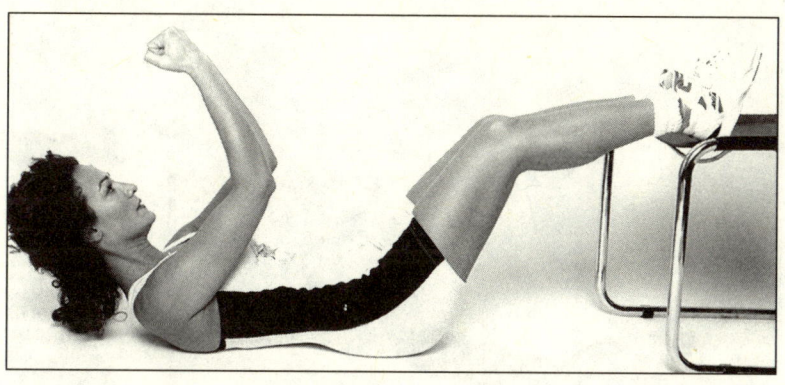

Powerübung

Sie beginnen die Übung in Hebestellung und lassen sich erst auf den Boden zurücksinken, nachdem Sie die Wiederholungen ausgeführt haben. Das erhöht die Beanspruchung der Körperkraft, und Sie müssen abwägen, wie lange Sie in Hebestellung verbleiben können. Der Bauch bleibt während der gesamten Übungsdauer eingezogen.

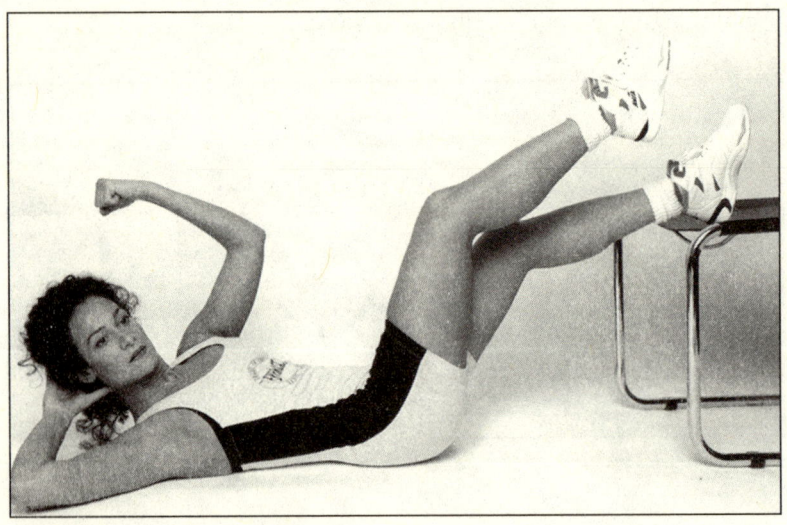

Ausgangsstellung
→ Der eine Fuß bleibt mit der Ferse auf dem Stuhl, das andere Bein wird angewinkelt. Linke Schulter bei gebeugtem Arm und locker geballter Faust ans angehobene Knie heranführen. Mit der anderen Hand stützen Sie den Kopf.

Trainingstip

→ Nach dem Strecken des Arms schräg über den Körper dafür sorgen, daß die Bauchmuskeln flach gespannt bleiben, während Sie die Ausgangsstellung erneut einnehmen.

Auf gleiche Wiederholungszahl in beiden Richtungen achten. Atemtechnik nicht vergessen.

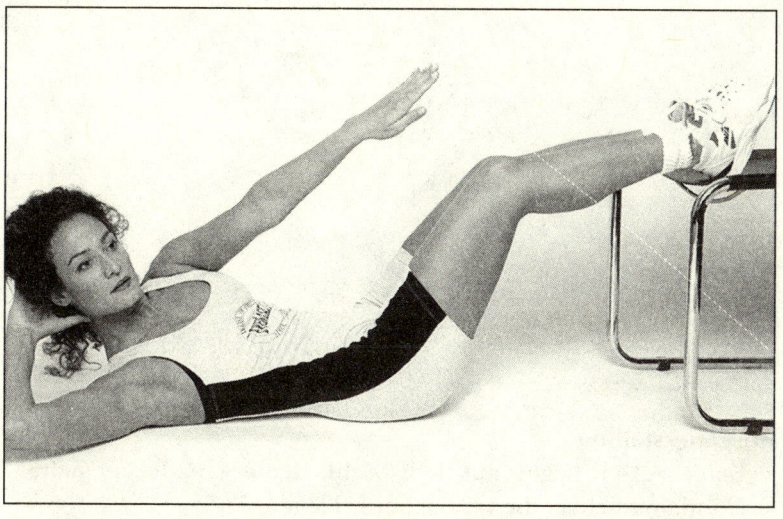

Übungsablauf

→ Beim Heben den linken Arm zum angehobenen Bein hin ausstrecken und das Bein auf den Stuhl herabsinken lassen. Strecken Sie den Arm so weit Sie können. Beim Herunterlassen des Beins spüren Sie, wie sich die Bauchhöhle in die Länge dehnt.

→ Zurück in Ausgangsstellung und wiederholen. Mit vier Wiederholungen beginnen, dann auf zwei Runden mit jeweils 8–12 Übungen steigern.

→ Nun die Bewegung zur anderen Seite hin ausführen.

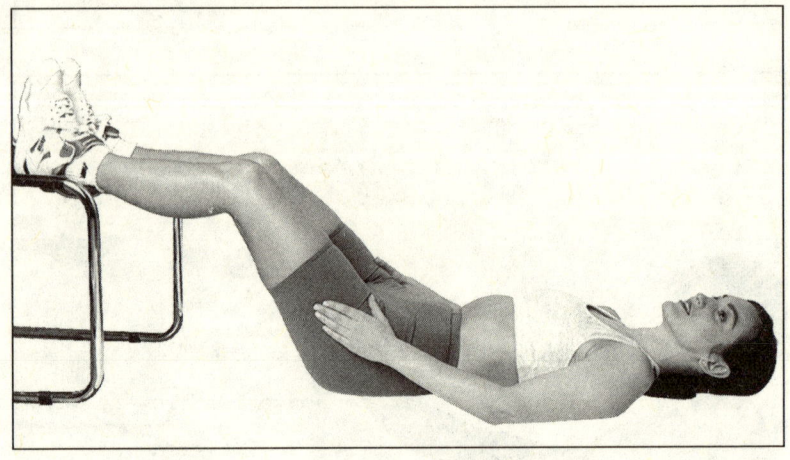

Ausgangsstellung

→ Beide Fersen liegen auf dem Stuhl. Beine ganz locker halten.
Hände seitlich an die Oberschenkel legen.

Trainingstip

→ Im vierten Takt ganz langsam zurücksinken. Oberkörper nicht
fallen lassen, sondern Wirbel für Wirbel abrollen.

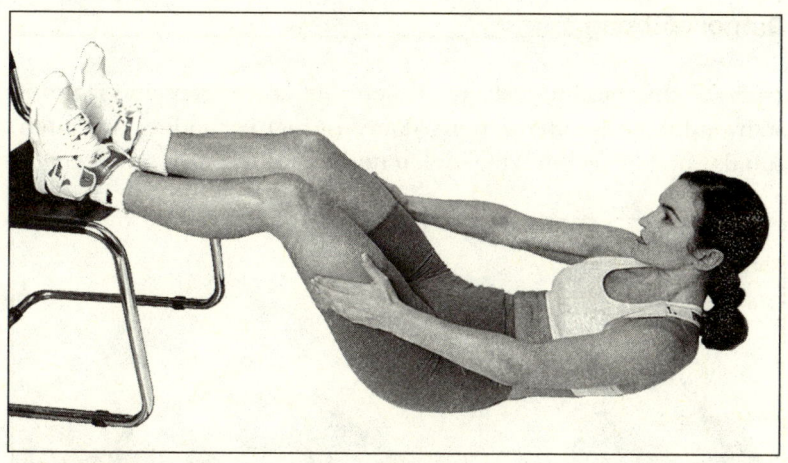

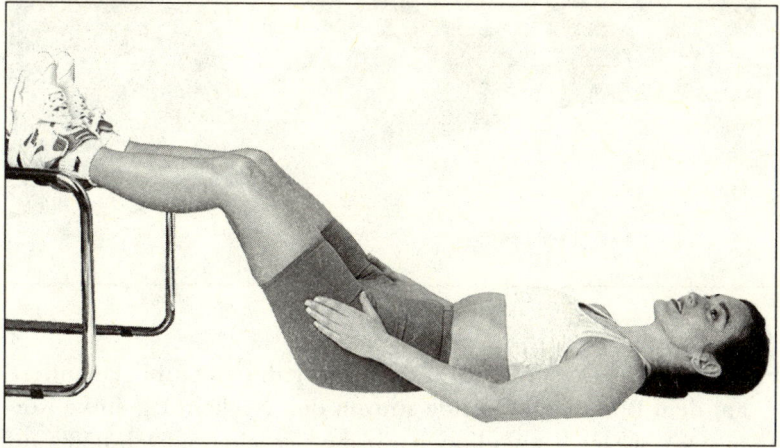

Übungsablauf

→ Beim Ausatmen und Heben das Kinn ein wenig senken und die Hände an den Schenkeln entlang vorwärts schieben. Zwei Takte lang heben, einen Takt lang so bleiben, mit dem vierten Takt zurücksinken lassen und erneut in Ausgangsstellung gehen.

→ Übung wiederholen. Zunächst viermal, dann allmählich steigern auf zwei Wiederholungsrunden mit jeweils 8–16 Übungen.

Diagonalübung

Diese Übung besteht aus zwei Teilen. Auf körpergerechte Haltung während der gesamten Übungsdauer ist hier besonders zu achten, um das beste Ergebnis zu erzielen und den Rücken zu schützen.

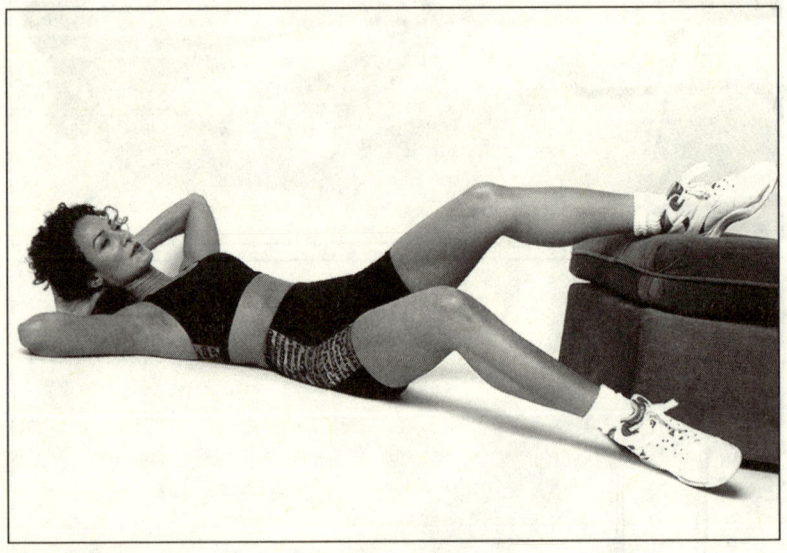

Ausgangsstellung
→ Ein Bein ruht auf einem Hocker oder niedrigen Stuhl, das andere auf dem Boden. Die Hände stützen den Nacken. Die linke Körperhälfte ist leicht angehoben und das Gewicht ungleichmäßig auf beide Hälften verteilt. Im ersten Teil der Übung wird die Bewegung von links nach rechts erfolgen.

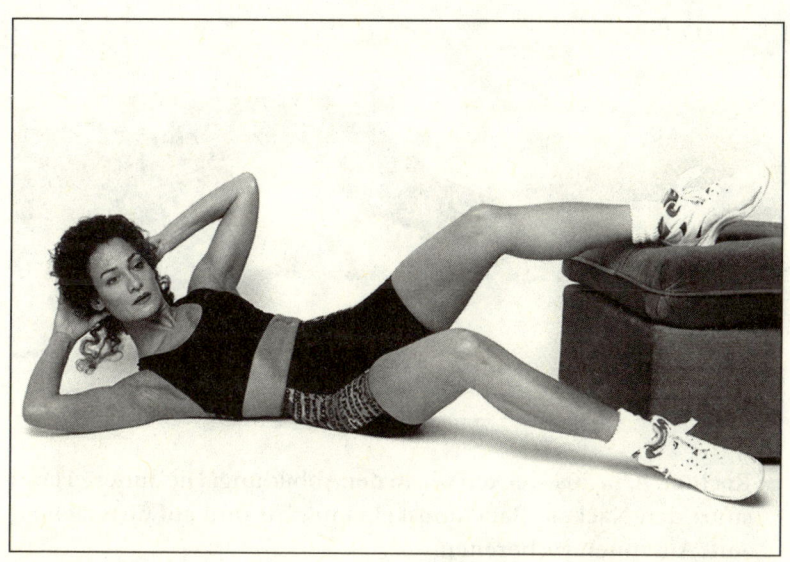

Übungsablauf

→ Beim Heben ausatmen. Die Achselhöhle des linken Arms weist zur Hüfte hin. Zurück in Ausgangsstellung und wiederholen. Anfangs mit niedriger Wiederholungszahl, etwa viermal, mit zunehmender Kräftigung Zahl erhöhen. Nach den Wiederholungen Körper aus der Schräglage flach auf den Boden zurücksinken lassen. Das linke Bein ruht weiterhin auf dem Hocker, wo wir es für den zweiten Teil der Übung brauchen.

Fortsetzung der Übung auf den nächsten Seiten →

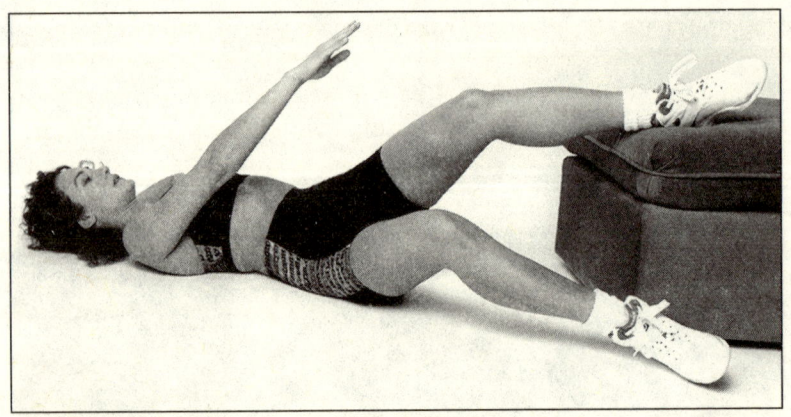

→ Rechten Arm ausstrecken wie in der Abbildung. Die andere Hand stützt den Nacken. Bauchmuskeln einwärts und aufwärts ziehen. Aufs Ausatmen vorbereiten.

→ Beim Heben ausatmen, den ausgestreckten Arm schräg über den Körper bewegen in Richtung auf das angehobene Bein. Die Stellung der Mittelpartie bleibt unverändert, damit die Hüften sich nicht bewegen. Auf den Boden zurücksinken lassen und wiederholen. Zuerst viermal, dann allmählich öfter.

Trainingstip

→ Bei dieser Übung kommt es während ihrer gesamten Dauer ganz besonders auf die richtige Körperhaltung an. Während die obere Körperpartie sich bewegt, bleibt die untere unverändert und stabil.

→ Gewicht auf die andere Körperhälfte verlagern und beide Bewegungsabläufe zu dieser Seite hin wiederholen. Auf gleiche Wiederholungszahl in beiden Richtungen achten. Erstrebenswert sind zwei Runden mit jeweils 8–16 Übungen für jeden Übungsteil und in jede Richtung.

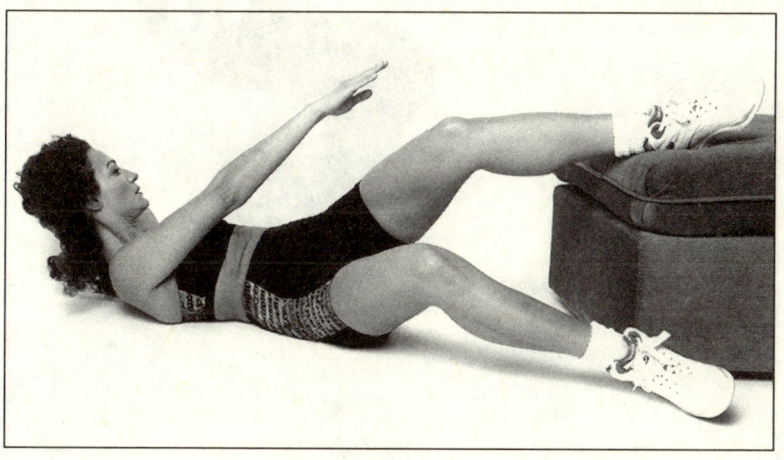

Quer heben

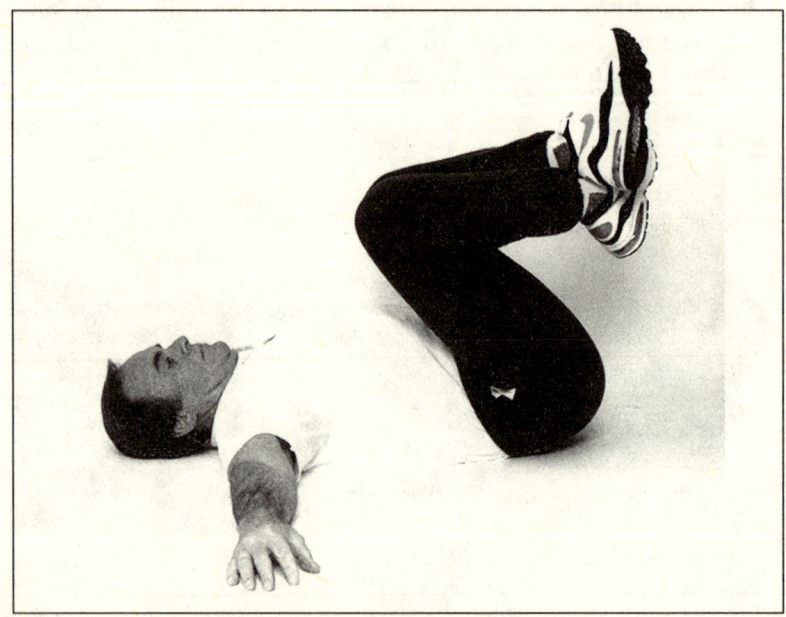

Ausgangsstellung
→ Fußgelenke über Kreuz legen, Knie so weit wie möglich zur Brust heraufziehen. Bauch flach halten. Arm zur Seite hin ausstrecken. Er bleibt als stabilisierender Ausleger während der gesamten Übung auf dem Boden. Mit der anderen Hand Nacken stützen.

Trainingstip
→ Der ausgestreckte Arm stabilisiert den Oberkörper und hält Sie davon ab, die Hüften zu bewegen.

DIE ÜBUNGSPLÄNE

Obwohl Sie die angewinkelten Beine locker halten dürfen, müssen die Bauchmuskeln während der gesamten Übungsdauer flach eingezogen bleiben.

Übungsablauf

→ Schulter und Brustkorb heben und dabei drehen. Die Schulter bewegt sich quer zur Längsachse in Richtung auf den ausgestreckten Arm.

→ Zurück in Ausgangsstellung und wiederholen. Zuerst viermal, dann auf zwei Wiederholungsrunden zu jeweils 8–16 Übungen steigern.

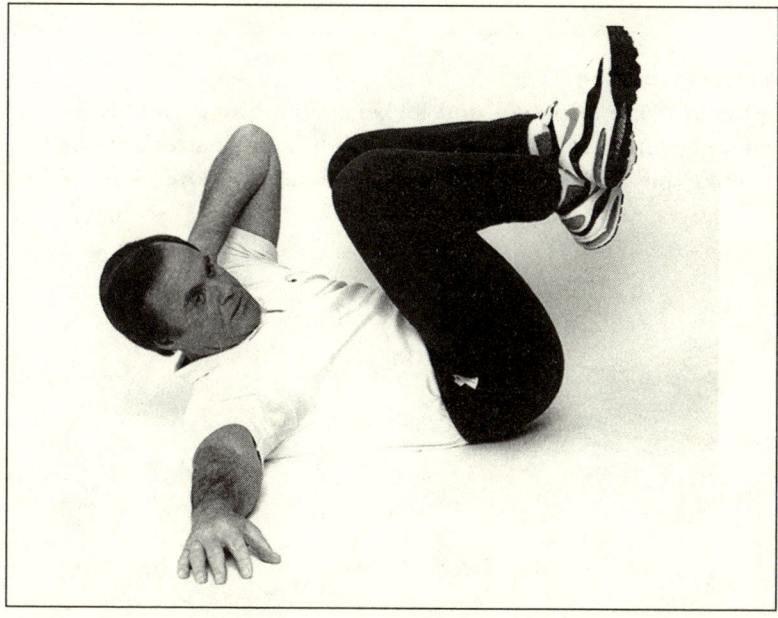

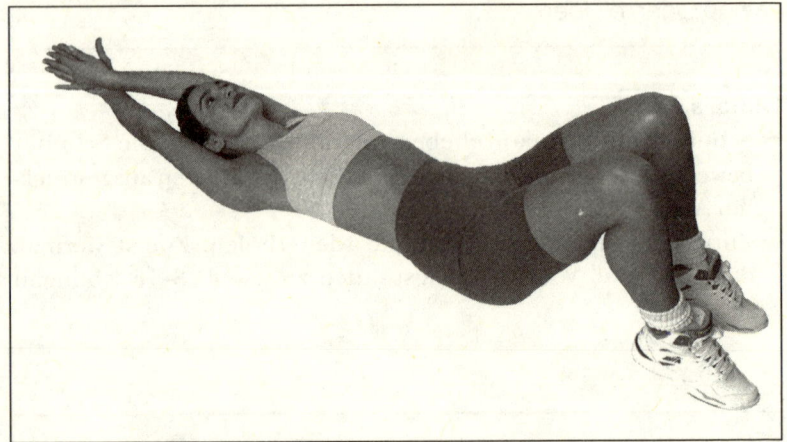

Ausgangsstellung

→ Beide Beine anziehen und locker halten. Die Arme bis zu den Fingerspitzen seitlich am Kopf nach hinten ausstrecken, die Gelenke sind gekreuzt. Die Oberarme dienen als Kopfstütze.

Trainingstip

→ Für diese Übung brauchen Sie viel Kraft, und die muß aus den Bauchmuskeln kommen. Heben Sie den Oberkörper so hoch Sie können.

Übungsablauf

→ Beim Heben ausatmen. Der Bauch bleibt flach eingezogen. Arme, Kopf, Schultern und Brustkorb bilden eine Einheit während des Hebens.

→ Zurück in Ausgangsstellung und wiederholen. Anfangs viermal, dann auf zwei Wiederholungsrunden mit je 8–16 Übungen steigern.

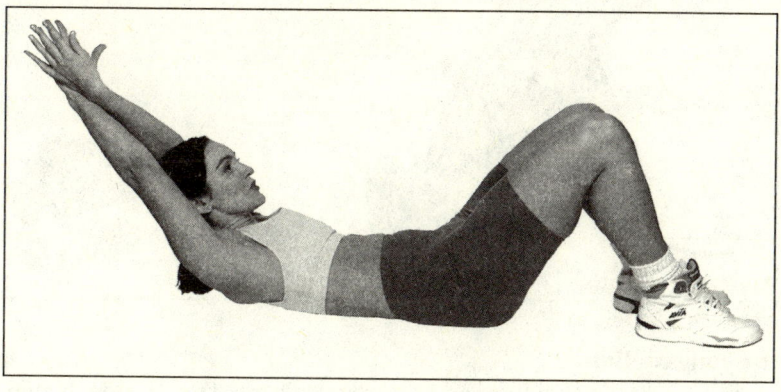

Parallelstreckung

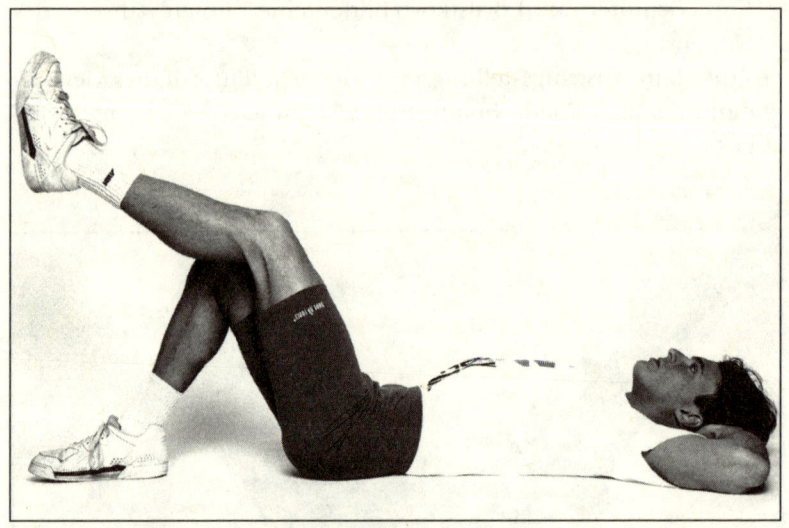

Ausgangsstellung

→ Ein Bein mit gebeugtem Knie ausstrecken. Die Hände liegen hinter dem Nacken. Bauchmuskeln einwärts und aufwärts ziehen, während Sie sich auf das Heben vorbereiten.

Trainingstip

→ Bei dieser Übung hat der Kopf keine Stütze, also müssen Sie während des Hebens das Kinn etwas senken, aber den Kopf trotzdem in Neutralstellung halten. Achten Sie darauf, daß der Kopf während des gesamten Bewegungsablaufes diese Stellung beibehält.

Bevor Sie mit der Übung beginnen, Neutralstellung einnehmen.

Übungsablauf

→ Ausatmen. Bauch während des Anhebens des Oberkörpers einwärts zur Wirbelsäule und aufwärts zum Brustkorb ziehen. Beim Heben das Bein weiter nach vorne strecken und gleichzeitig beide Arme in paralleler Ausrichtung an der Außenseite des Beins in Kniehöhe vorbeiführen. Die für die Bewegung erforderliche Drehung muß aus den Hüften kommen, also Schulter und Brustkorb in Richtung auf das gestreckte Bein bewegen.

→ Zurück in Ausgangsstellung und wiederholen. Zunächst vier Wiederholungen, dann allmählich steigern auf zwei Wiederholungsrunden mit jeweils 8–16 Übungen.

→ Dasselbe zur anderen Seite hin.

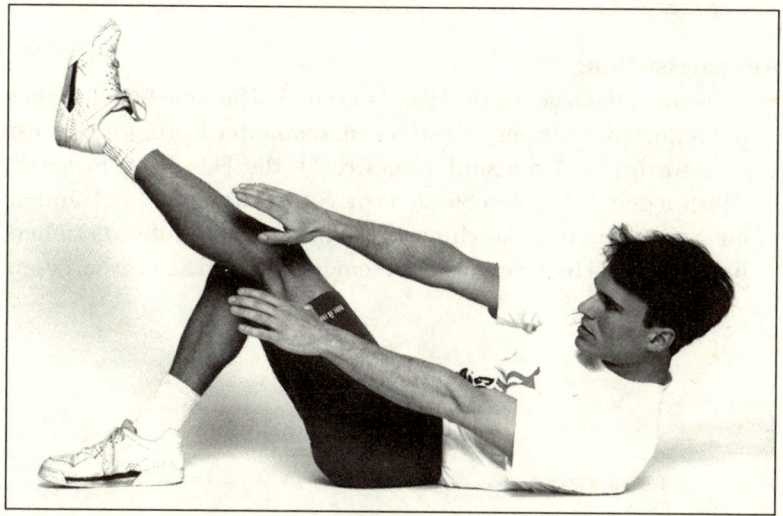

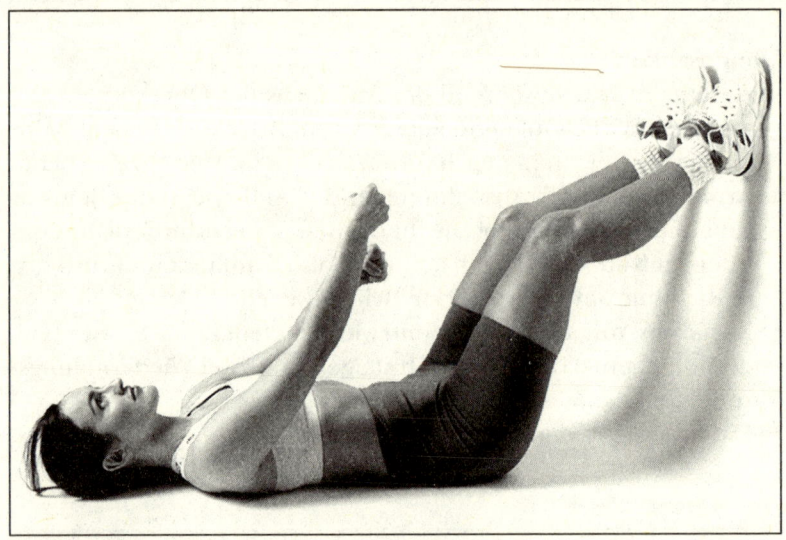

Ausgangsstellung

→ Fußsohlen flach gegen die Wand stemmen. Die Knie beugen, aber die Beine vom Körper weg strecken, damit der Körper möglichst lang wird. Die Arme sind ausgestreckt, die Hände zu lockeren Fäusten geballt. Stellen Sie sich vor, Sie würden mit den Händen ein Seil festhalten. Bauchmuskeln einwärts und aufwärts ziehen und sich aufs Hochziehen an diesem imaginären Seil vorbereiten.

Trainingstips

→ Obwohl Sie die Wand als Stütze benutzen, die Füße nicht allzu fest dagegen stemmen.

→ Bei dieser Übung spielt die Vorstellungskraft eine große Rolle. Wenn Sie das Seil sehen können, kommen Sie auch höher hinauf.

Übungsablauf

→ Ausatmen und Oberkörper hochziehen. Die Füße bleiben fest gegen die Wand gestemmt. Hangeln Sie sich vier Takte lang so hoch hinauf wie möglich. Kopf- und Beckenpartie bleiben in Neutralstellung. Wenn Sie merken, es geht nicht mehr weiter hinauf, lassen Sie sich auf den Boden zurücksinken, wobei Sie langsam bis vier zählen und während der ganzen Zeit die Bauchmuskeln kräftig anspannen.

→ Wiederholen. Beginnen Sie mit vier Wiederholungen, und steigern Sie die Wiederholungszahl auf 8–16. Bei jeder Wiederholung hangeln Sie vier Takte lang aufwärts und sinken vier Takte lang zurück auf den Boden.

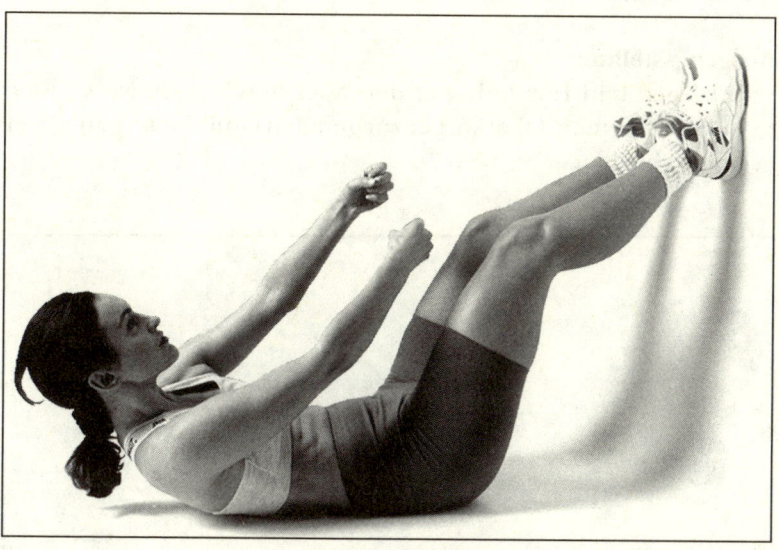

Killerübung

Der Bewegungsablauf dieser Übung erfolgt in vier Takten. Drei Takte lang bleibt der Oberkörper in der Schwebe – deshalb die Bezeichnung Killer, weil die Sache wirklich gemein ist. Machen Sie sich zunächst mit der Übung vertraut, indem Sie mehrmals die Bewegungen langsam ausführen, ohne dabei die Takte zu zählen. Jede Bewegung muß von der nächsten deutlich abgegrenzt sein. Konzentrieren Sie sich auf jede einzelne Phase.

Kopf und Becken in Neutralstellung halten. In allen Phasen der Übung Bauchmuskeln einwärts und aufwärts ziehen.

Ausgangsstellung
→ Hinlegen und Hände hinter den Nacken schieben. Neutralstellung überprüfen. Oberkörper zur geraden Grundübung anheben und so bleiben.

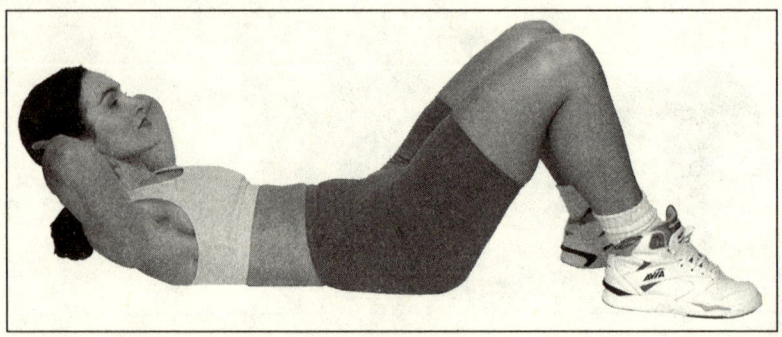

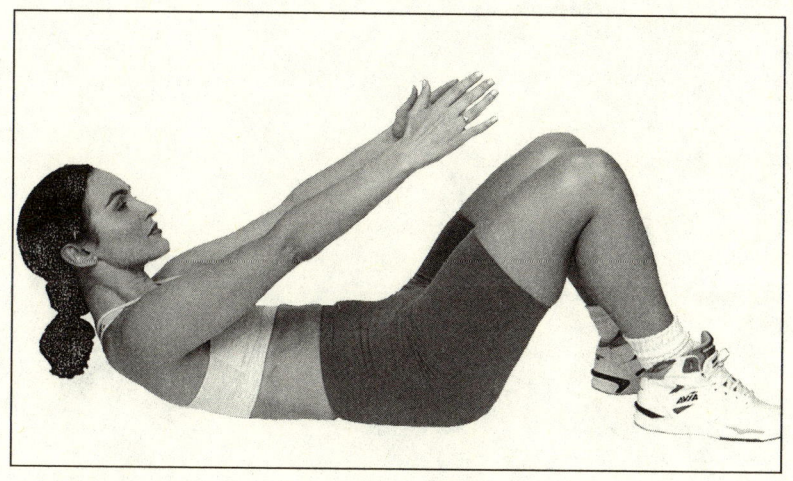

Übungsablauf

→ Von der höchsten Position ausgehend, heben Sie ein wenig weiter an, indem Sie beide Arme ausstrecken und die Bauchmuskeln einwärts und aufwärts ziehen.

Fortsetzung der Übung auf den nächsten Seiten →

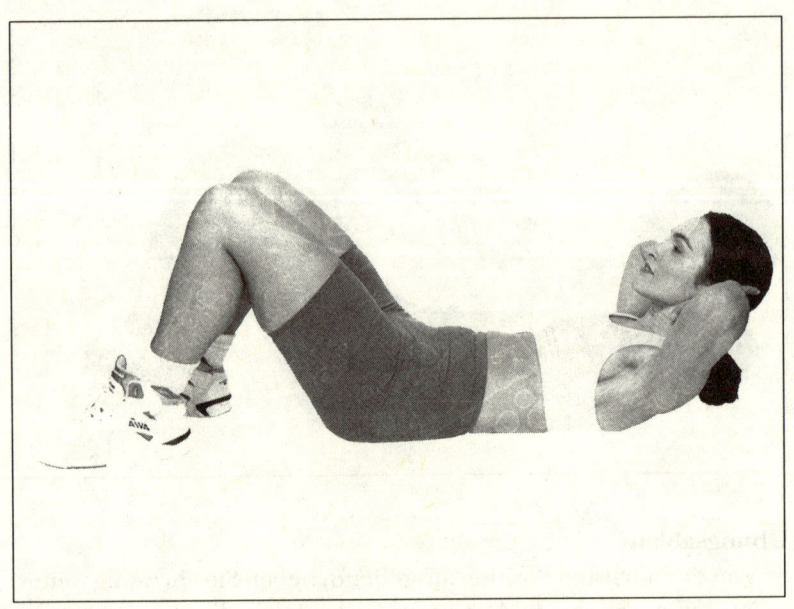

→ Diese Phase erfordert die höchste Konzentration. Ausatmen, Bauchmuskeln anspannen und die Hände wieder hinter den Nacken legen. Sie befinden sich immer noch in der Grundstellung, und der Oberkörper darf nicht auf den Boden zurücksinken.

Trainingstip

→ Nachdem Sie die Hände wieder hinter den Nacken gelegt haben, zählen Sie bis drei und behalten die Stellung eisern bei, indem Sie die Bauchmuskeln fest anspannen.

DIE ÜBUNGSPLÄNE

→ Erst in der letzten Phase entspannen Sie den Oberkörper und legen eine Verschnaufpause ein, bevor Sie die Übung wiederholen. Versuchen Sie es zunächst mit vier Wiederholungen, und steigern Sie die Wiederholungszahl auf zwei Runden mit jeweils 8–16 Übungen.

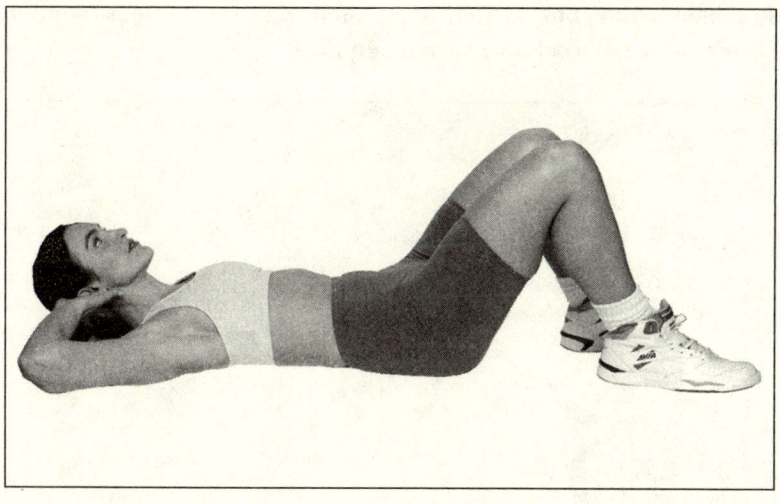

Diese Übung erfordert einen ungewöhnlich hohen Kraftaufwand. Weil es keine Stütze für die Beine gibt, müssen die Bauchmuskeln kräftig genug und in der Lage sein, den Körper während des Hebens in der vorgeschriebenen Stellung zu halten. Dabei werden die gestreckten Beine nur so weit angezogen, daß schmerzauslösender Druck auf die Wirbelsäule vermieden wird.

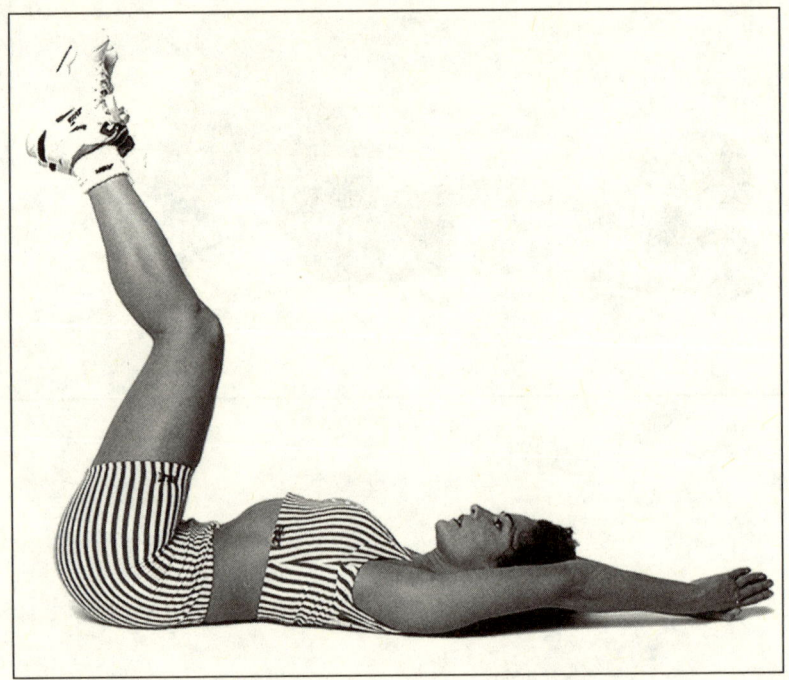

Ausgangsstellung

→ Beide Beine sind ausgestreckt und nur so weit zum Rumpf hin gebeugt, daß die Wirbelsäule nicht übermäßig belastet wird. In dieser Stellung bleiben die Beine während der gesamten Übungsdauer. Die Arme sind nach hinten gestreckt, an den Kopf angelegt und stützen ihn.

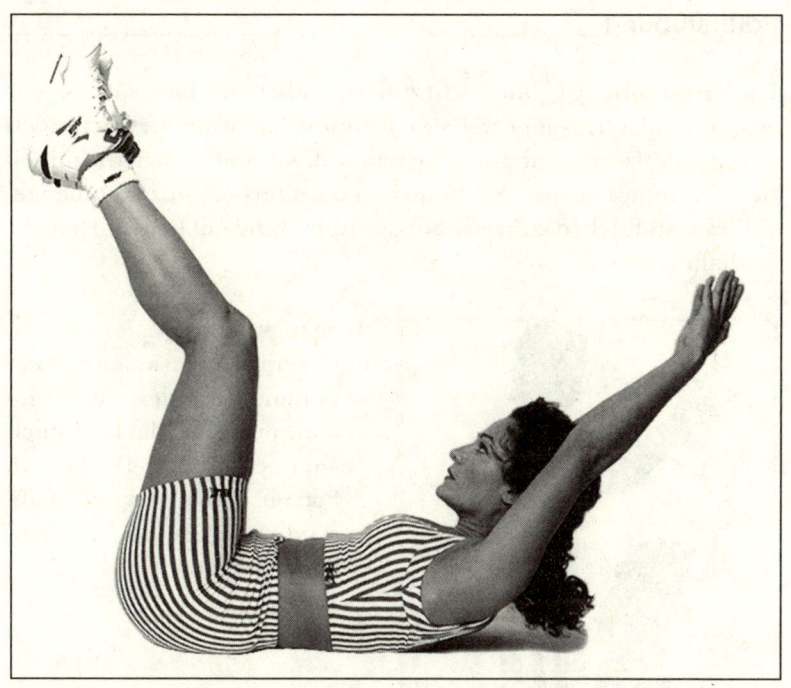

Übungsablauf

→ Ziehen Sie die Bauchdecke flach einwärts und nach oben. Während Sie den Rücken krümmen, ruhig ausatmen. Sie spüren das Einrollen in der ganzen Länge der Wirbelsäule, während Brustkorb und Becken sich aufeinander zu bewegen. Beim langsamen Anheben des Oberkörpers bilden Kopf, Arme, Schultern und Brustkorb eine Einheit.

→ Zurück in Ausgangsstellung und wiederholen. Versuchen Sie zuerst vier Wiederholungen, steigern Sie dann auf zwei Runden mit 8–16 Übungen.

Trainingstip

→ Während des Ausatmens und Hebens ist die Wirbelsäule wie ein auseinandergezogenes C gekrümmt. Stellen Sie sich vor, daß dieser Bogen an den Zehenspitzen beginnt und sich über das Schambein aufwärts bis zu den Fingerspitzen spannt.

PLAN VIER

Partnerübung

Die Partnerübung gehört nicht zum eigentlichen Übungsplan 4. Wir zeigen sie hier trotzdem, weil sie eine interessante und vielleicht auch anregende Übungsvariante darstellt – die Zusammenarbeit mit einem Trainingspartner. Sie brauchen dazu ferner ein zusammengerolltes Handtuch, das Sie wie auf der Abbildung mit beiden Händen festhalten.

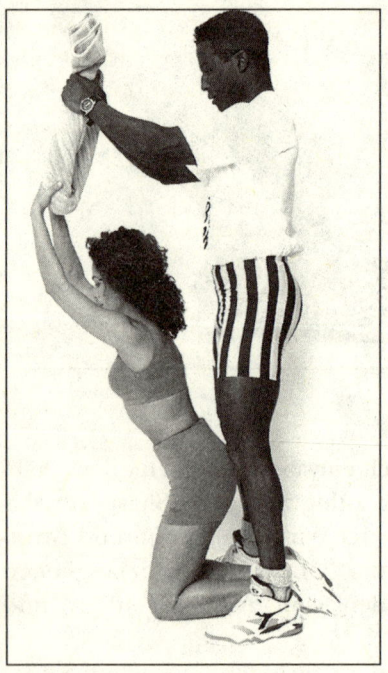

Ausgangsstellung
→ Die eine Person kniet auf dem Boden, die andere steht hinter ihr und hält das Handtuch am oberen Ende. Die andere Person hängt praktisch während der gesamten Übungsdauer am Handtuch.

Trainingstip

→ Wenn der stehende Partner die Handtuchrolle in die Höhe zieht, während der andere Partner den Oberkörper nach vorn verlagert, wird die Bauchmuskulatur noch stärker trainiert.

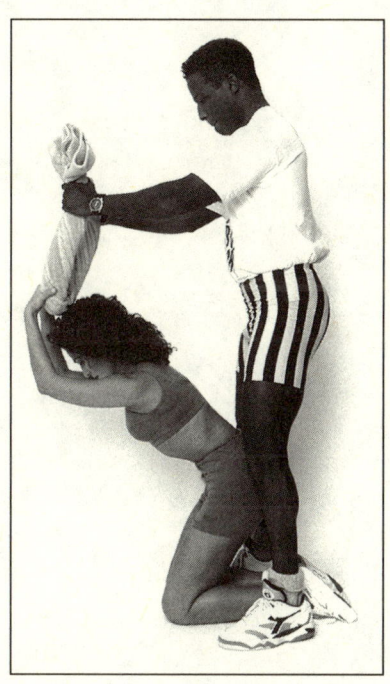

Übungsablauf

→ Der stehende Übungspartner hält das Handtuch fest, während der kniende Partner ausatmet, die Bauchmuskeln einwärts und aufwärts zieht und den Rücken krümmt. Der feste Griff um die Handtuchrolle soll nur das Vornüberkippen verhindern. Die eigentliche Arbeit, das Halten des Körpers in gekrümmter Stellung, verrichten die Bauchmuskeln.

→ Mit vier Wiederholungen beginnen, dann allmählich steigern auf zwei Runden mit jeweils 8 – 16 Übungen. Jeder Partner kommt abwechselnd an die Reihe.

Seite 149 aufschlagen und Plan 4 mit den Entspannungsübungen beschließen.

Entspannen

Nach dem Training ist es wichtig, die beanspruchten Muskeln und Muskelgruppen in den Zustand der Entspannung zurückzuführen, um sie zu schonen und eventuellen Verletzungen vorzubeugen. Während des Übens ist die Körpertemperatur angestiegen, und Sie nutzen diesen Zustand, indem Sie die allgemeine Flexibilität des Körpers mit einigen zweckmäßigen Entspannungsübungen steigern. Die Stellungen der nun folgenden Streckungsübungen sollten während einer Dauer von mindestens zwanzig Takten beibehalten werden.

1. Nacken dehnen

→ Aufrecht hinsetzen und die Hand an die entgegengesetzte Seite des Kopfes legen. Mit dem anderen Arm stützen Sie sich leicht auf dem Boden ab.

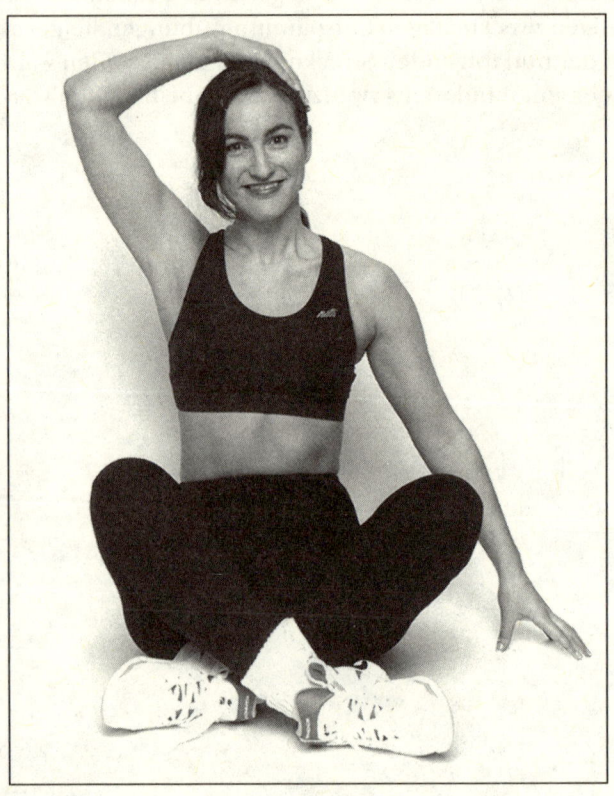

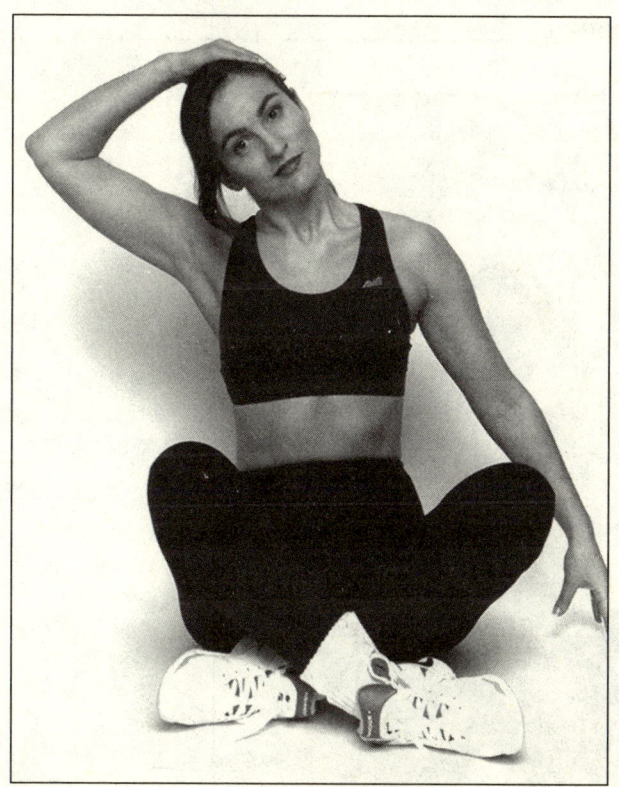

→ Kopf langsam zur Seite beugen, hin zur Schulter des erhobenen Arms. Dabei leichten Druck mit der Hand ausüben. Beim Beugen die Schulter nach unten drücken, weg vom Kopf. Stellung beibehalten, dann entspannen.
→ Dieselbe Übung zur anderen Seite hin.

2. Rücken dehnen

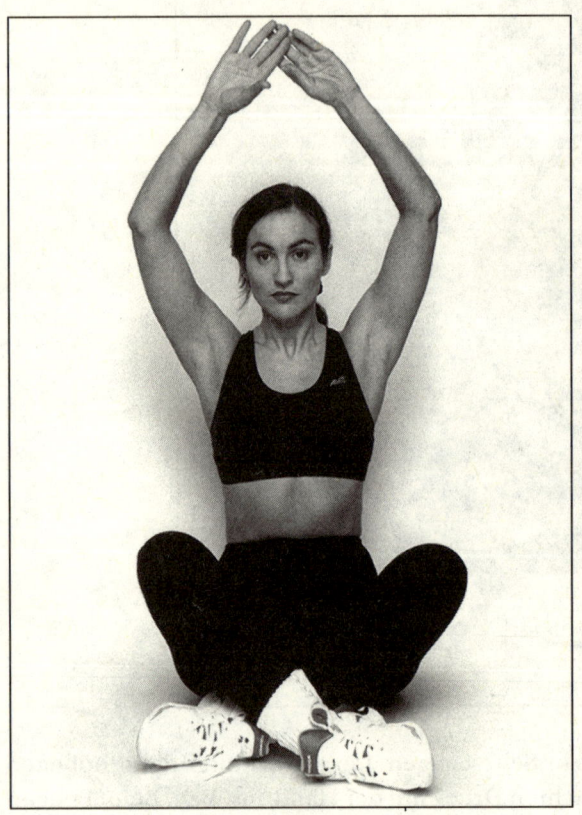

→ Aufrecht hinsetzen und die leicht gebeugten Arme über den Kopf heben. Die Finger verschränken. Die Schultern sind entspannt und abgesenkt.

Jede dieser Dehnübungen mindestens zwanzig Takte lang durchhalten.

→ Immer noch in aufrechter Haltung den Rücken krümmen, Kopf etwas senken und die Arme nach vorn bringen, dabei die Bauchmuskeln einwärts und aufwärts ziehen. Sie spüren die Anspannung im Rücken. So bleiben und wieder zur Ausgangsstellung aufrichten.

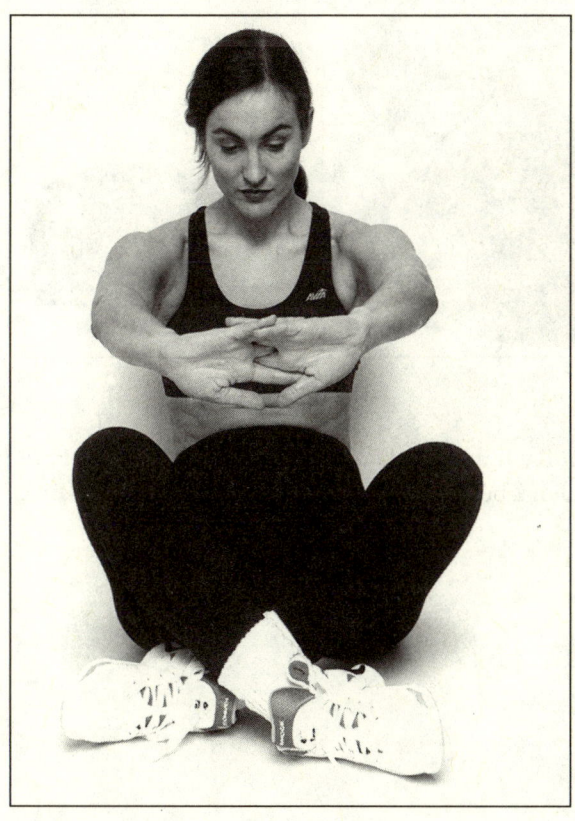

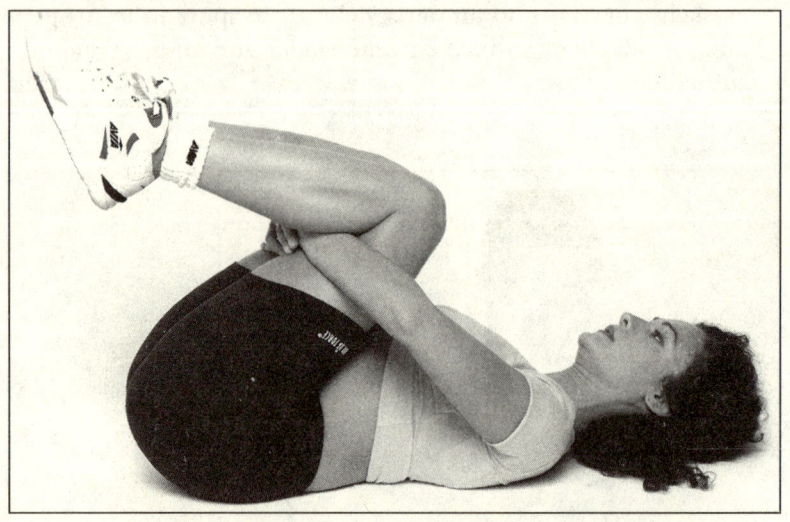

→ Auf dem Boden flach ausstrecken, Beine anwinkeln und Hände in den Kniekehlen übereinander legen. Knie ganz fest zur Brust herabziehen.

→ Weich ausatmen; Kopf anheben und an die Knie heranführen. Sie spüren die Anspannung im Rücken. So bleiben und zurück in Ausgangsstellung.

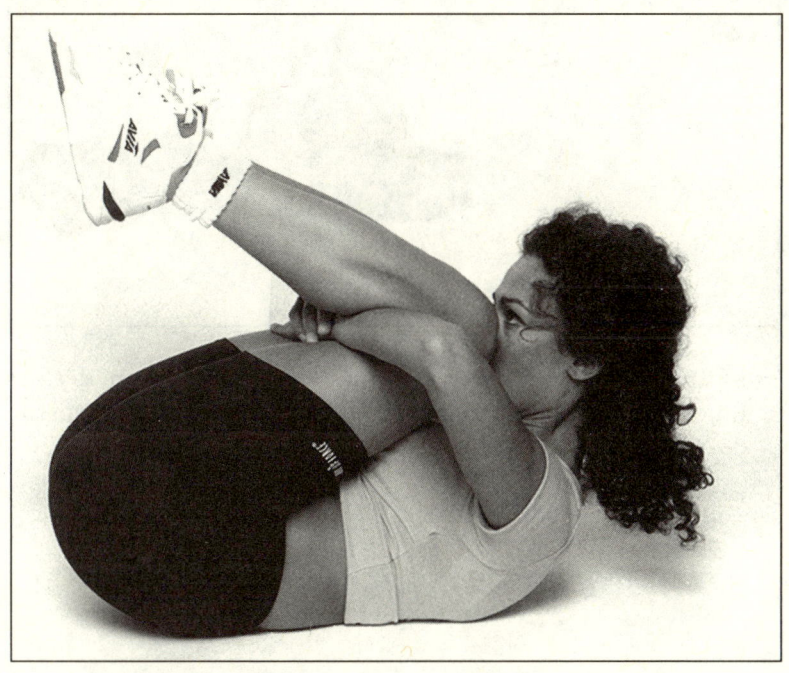

4. Hüftdrehung im Liegen

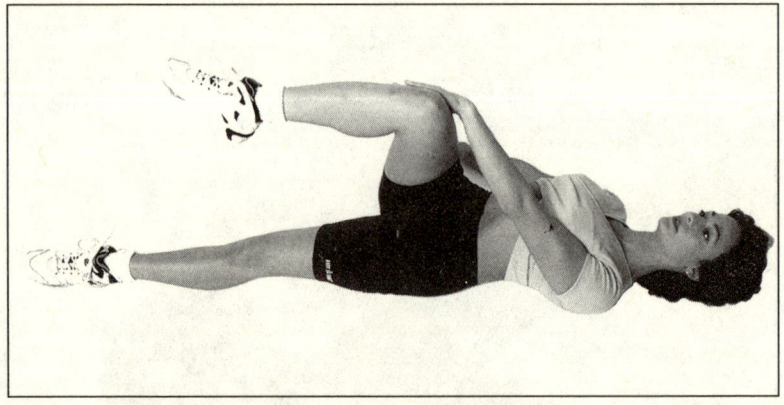

→ Entspannt auf den Rücken legen und Beine ausstrecken. Rechtes Knie anwinkeln und die linke Hand am Knie auf die Außenseite des Oberschenkels legen.

→ Mit der Hand ziehen Sie das gebeugte rechte Bein über das ausgestreckte linke. Zunächst ruhen beide Schultern und der Rücken flach auf dem Boden. Sie spüren die Drehung in den Hüften. Dann drücken Sie das gebeugte Knie weiter zum Boden hin, um auch die Lendenwirbelsäule zu dehnen. So bleiben und entspannen.

→ Dieselbe Übung mit dem anderen Bein.

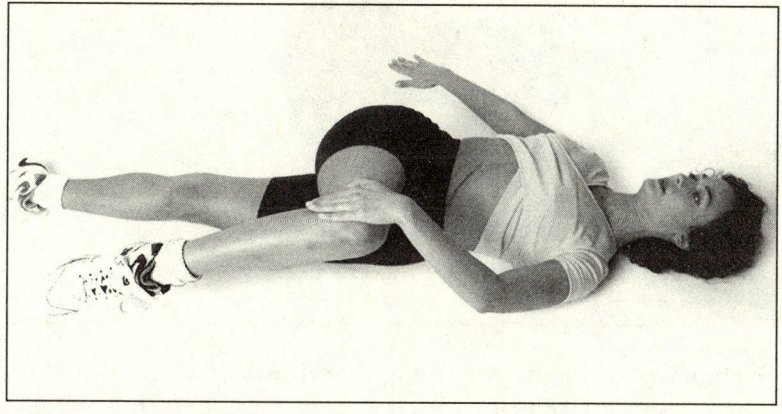

5. Diagonalstreckung im Knien

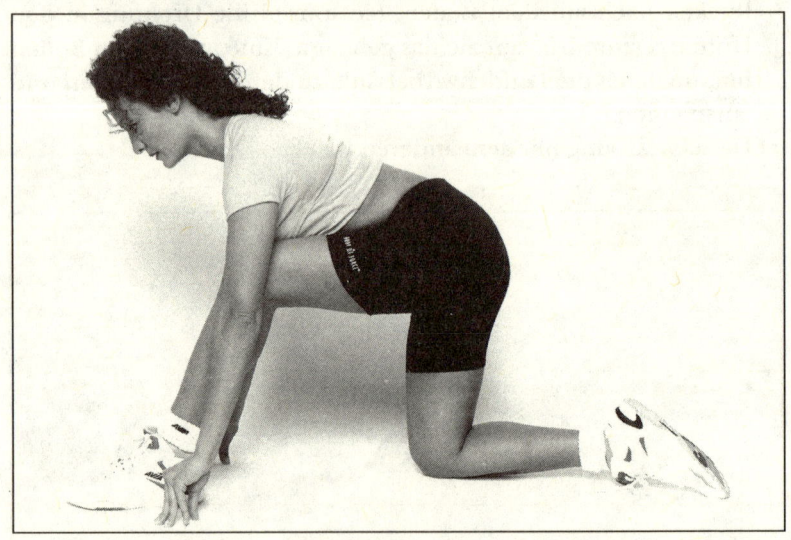

→ Hinknien wie in der Abbildung. Der Brustkorb wird angehoben, der obere Rückenteil ist flach ausgerichtet, die Schultern sind zurückgezogen und abgesenkt. Der Hals ist in Neutralstellung bei körpergerechter Haltung der Halswirbelsäule. Kopf gerade halten, nicht hängen lassen.

→ Stellung des Oberkörpers beibehalten und langsam die Streck-
bewegung nach vorn ausführen. Dabei darauf achten, daß der
Unterschenkel senkrecht steht. So bleiben, dann entspannen.
→ Dieselbe Übung mit dem anderen Bein.

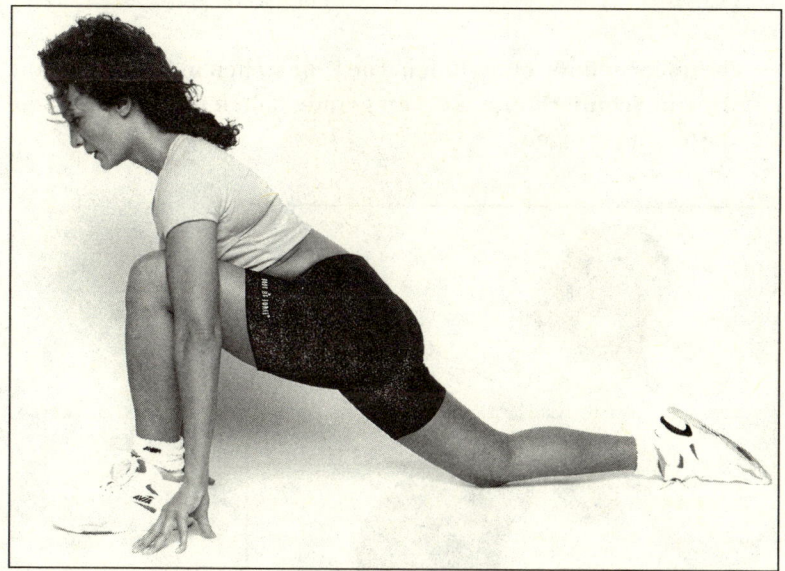

6. C-Bogen seitwärts

Bei dieser Übung bewegen Sie Schulter und Hüfte einer Körperseite aufeinander zu, so daß sich die Wirbelsäule zur Seite krümmt. Das dehnt die für die Seitwärtsbewegung des Körpers zuständige Muskulatur.

→ Vierfüßlerstellung einnehmen. Die Knie stehen in Hüftbreite, die Arme in Schulterbreite. Rücken gerade halten und Kopf in Neutralstellung bringen.

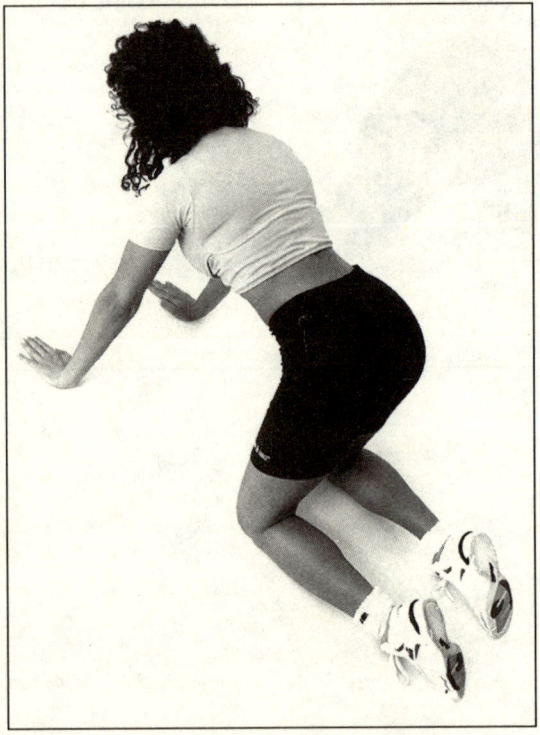

ENTSPANNEN

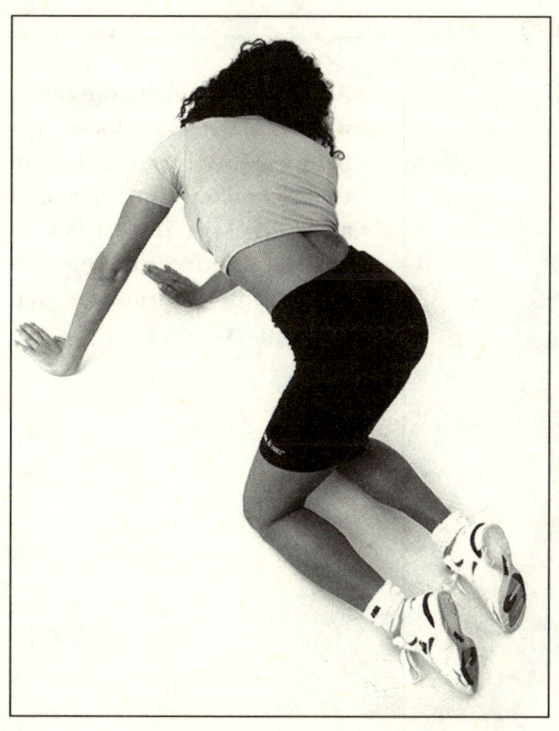

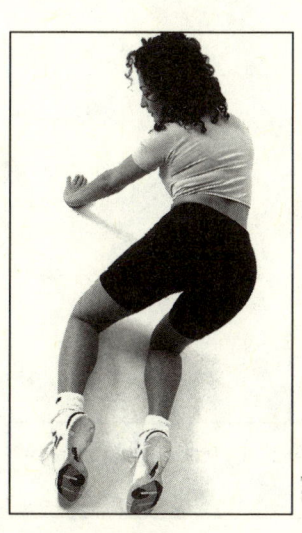

→ Kopf zur Schulter hin seitwärts beugen und Schulter in Richtung auf die Hüfte bewegen. Gleichzeitig die Hüfte näher an die Schulter heranbringen. So bleiben, dann entspannen.
→ Dieselbe Übung zur anderen Seite hin.

7. Seitliche Dehnung _____

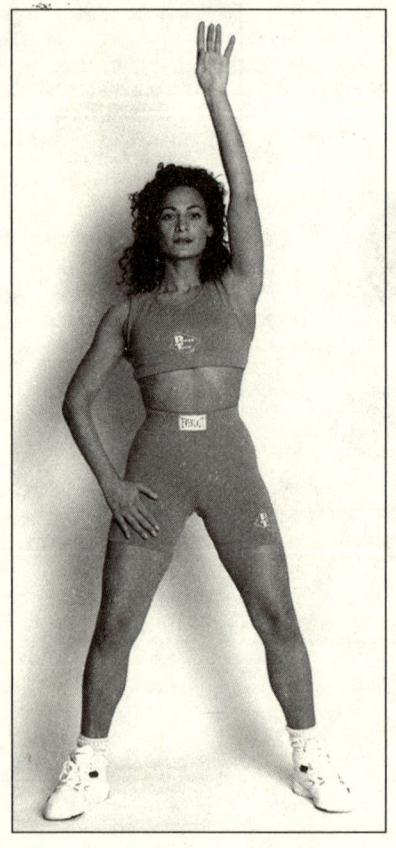

→ Aufrecht hinstellen, die Beine weit spreizen, Knie locker gebeugt. Eine Hand auf dem Oberschenkel abstützen, den anderen Arm hochstrecken. Kopf in Neutralstellung halten, Schultern zurücknehmen und senken.

Jede dieser Dehnübungen mindestens zwanzig Takte lang durchhalten.

ENTSPANNEN

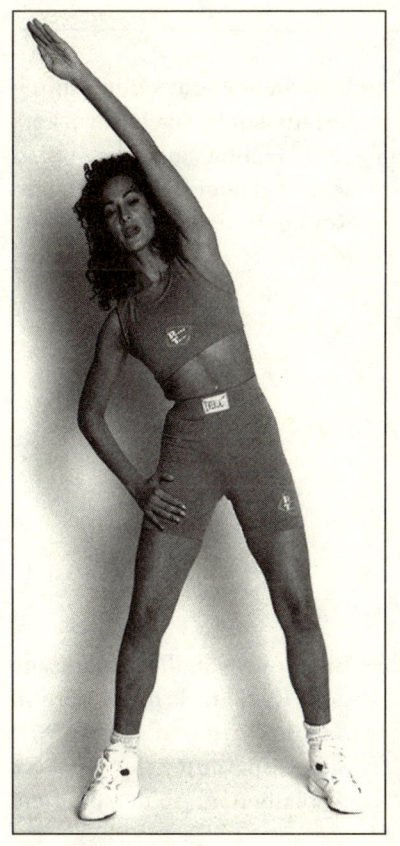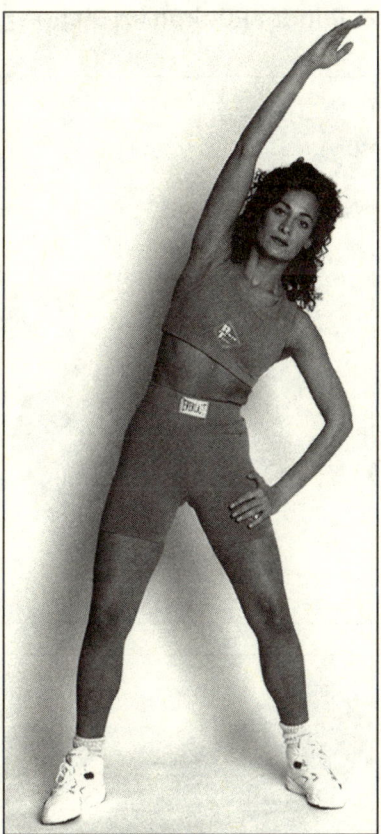

→ Den gestreckten Arm so weit wie möglich auf die andere Seite ziehen. Sie spüren das Dehnen in der Hüfte. So bleiben, dann entspannen.
→ Dieselbe Übung zur anderen Seite hin.

8. Runder Rücken im Stehen _____

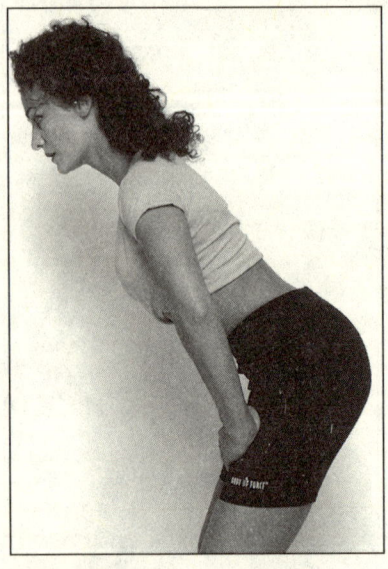

→ Knie beugen, aus den Hüften heraus leicht nach vorn beugen. Hände auf die Oberschenkel legen. Rücken und Kopf gerade halten.

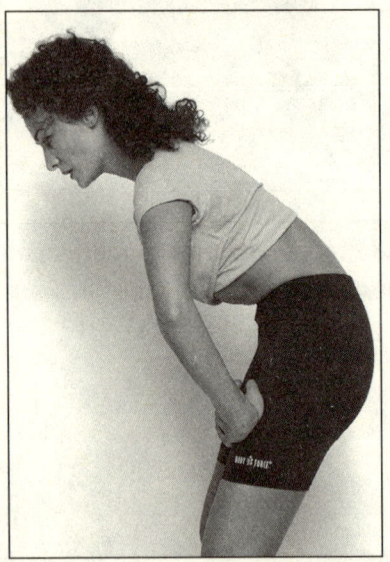

→ In dieser Stellung langsam den Rücken krümmen und Bauch einziehen. Sie spüren die Anspannung im Rücken. So bleiben, dann entspannen.

Damit haben Sie sich auf die Übungen zur Stärkung der Rückenmuskulatur vorbereitet. Schlagen Sie bitte Seite 167 auf.

4 Rückenprobleme und wie man sie löst

Das Problem

Wer jemals unter Rückenschmerzen gelitten hat, weiß, wie belastend sie sind. Wie wir in Kapitel 1 gesehen haben, deutet vieles darauf hin, daß die häufigsten Rückenprobleme die Folge einer geschwächten Bauchmuskulatur sind. Heutzutage sind Haltungsschäden durch Sitzen mit krummem Rücken und Stehen mit unausgewogener Gewichtsverteilung weit verbreitet, was auf längere Sicht zu falscher Beanspruchung der Rückenmuskulatur führen kann.

Im Laufe von Jahren können diese Haltungsfehler zu einer Verformung der Wirbelsäule führen und selbst einfache tägliche Verrichtungen zur Qual werden lassen. Wenn ein geschwächter Rücken plötzlich stark belastet wird, beispielsweise durch ruckartiges Strecken beim Heben schwerer Lasten, können chronische Schmerzen und/oder Rückenerkrankungen hervorgerufen werden. Häufig beschränken sich die Schmerzen dann nicht nur auf den Rücken, sondern ziehen auch andere Körperpartien in Mitleidenschaft. Wie kann es überhaupt so weit kommen?

Die Wirbelsäule ist aus Wirbelkörpern aufgebaut (siehe die Abbildungen auf Seite 25). Zwischen den einzelnen Wirbeln liegen die Bandscheiben. Sie bestehen aus dem Bandscheibenring, aus Faserknorpeln und dem Bandscheibenkern, einer gallertartigen Masse. Zwei Wirbel mit dazwischenliegender Bandscheibe bilden ein Bewegungssegment, und die Wirbelsäule setzt sich aus vielen solcher biegsamen Segmente zusammen. Sie erlauben es den Muskeln, die Wirbelsäule in verschiedene Richtungen zu bewegen, und ermöglichen zum Beispiel das Drehen und Beugen des Körpers. Weil die Bandscheiben nachgiebig sind, wirken sie wie Gummipuffer oder Stoßdämpfer.

Bei jeder Bewegung, insbesondere bei extremem Krümmen der Wirbelsäule, sind die Bandscheiben wechselnden Druckbelastungen ausgesetzt. Bei fehlerhaften Verhaltensweisen und ruckartigen Bewegungen wird der Druck einseitig und ungleichmäßig auf die Bandscheiben verteilt. Hält diese ungleichmäßige Belastung über längere Zeit hinweg an, tritt eine Verformung der Bandscheiben ein, der gallertartige Bandscheibenkern weicht zur Seite hin aus. Extreme Fehlbelastungen können dazu führen, daß der Bandscheibenring reißt und die Gallertmasse des Kerns austritt. Dadurch wird der durch die Mitte der Wirbelsäule führende Wirbelkanal verengt und Druck auf das Rückenmark ausgeübt. Es treten dann immer häufiger Schmerzen auf und Beschwerden wie Hexenschuß, Ischias oder sogar ein Bandscheibenvorfall. Häufig strahlen die Schmerzen auf andere Bereiche des Körpers aus wie zum Beispiel auf die Rückenstreckmuskulatur, die Gesäßmuskulatur und die hintere Oberschenkelmuskulatur.

Dies ist auch der Grund, warum wir beim Körpertraining behutsam vorgehen müssen, insbesondere bei Übungen, die sich auf den Rücken auswirken.

Die Lösung

Das Bauchmuskeltraining in Verbindung mit einigen einfachen Übungen zur Kräftigung und Streckung des Rückens kann dazu beitragen, Rückenbeschwerden und Rückenerkrankungen zu vermeiden.

Die Rückenmuskulatur arbeitet anders als die Bauchmuskulatur, und auch die Faserstruktur ist eine andere. Anders als die Bauchmuskeln sind die Rückenmuskeln von unterschiedlicher Länge. Manche sind sehr kräftig und erstrecken sich über den gesamten Rücken, andere hingegen sind extrem kurz und reichen nur von einem Wirbel zum nächsten. Dank dieser kurzen Muskeln ist der Rücken von Natur aus kräftig, aber nicht sehr biegsam. Dies ist einer der Gründe, warum es spezielle Streckübungen für den Rücken gibt.

Wenn wir die Bauchmuskeln und Hüftlendenmuskeln trainieren, ist davon auch die Rückenmuskulatur betroffen. Deshalb ist es wichtig, das Trainingsprogramm mit einigen Übungen zur Kräftigung und Streckung der Rückenmuskulatur zu beenden, um ein Ungleichgewicht zwischen den Muskelgruppen zu vermeiden.

In diesem Kapitel finden Sie einige einfache Streckübungen für den

Rücken und auch mehrere Entspannungsübungen. Außerdem werden bei diesen Übungen die Bauchmuskeln gedehnt, was dem gesamten Programm zugute kommt.

Der Nutzen dieses Trainingsprogramms in Hinblick auf Muskelkräftigung und Flexibilität ist dann am größten, wenn alle Übungen im Rahmen des natürlichen Bewegungsspielraums bedachtsam und kontrolliert ausgeführt werden. Weiche, geschmeidige Bewegungen gewährleisten das schonende Trainieren nahezu aller Muskelfasern des Wirbelsäulenbereichs und eine gleichmäßige Verteilung der auftretenden dynamischen und statischen Kräfte auf die Bandscheiben. Ruckartige oder zu schwungvolle Bewegungen hingegen haben negative Auswirkungen auf das allgemeine Trainingsergebnis und erhöhen das Risiko schädigender Belastungsspitzen und Verletzungen im unteren Rückenteil.

Wer bereits mit Rückenproblemen belastet ist, sollte vor Beginn jedes Fitneßtrainings einen Arzt oder Physiotherapeuten aufsuchen und sich beraten lassen.

Kräftigung des Rückens

Nach Beendigung des Programms brauchen Sie nicht alle diese Übungen auszuführen. Vielleicht wollen Sie sich mit drei Übungen begnügen, aber der Katzenbuckel sollte immer dabeisein. Das ist eine wertvolle und rückenschonende Streck- und Kräftigungsübung und hilft bei Verspannungen der Rückenstreckmuskulatur. Auch diese Trainingsrunde beschließen Sie mit den Entspannungsübungen auf den Seiten 178 bis 185.

Sollten während des Übungsablaufs Schmerzen oder Unpäßlichkeiten auftreten, brechen Sie diese Übung sofort ab. Erst wenn Sie wieder zu Kräften gekommen sind und sich besser fühlen, können Sie die Übung erneut in Ihr Programm aufnehmen.

Je nachdem, wie Sie die Übung ausführen, hat der Katzenbuckel die Aufgabe, die Muskulatur entweder zu dehnen oder zu kräftigen. In unserem Fall steht die Kräftigung im Vordergrund.

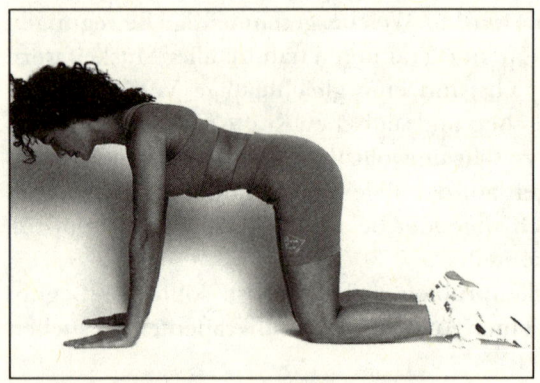

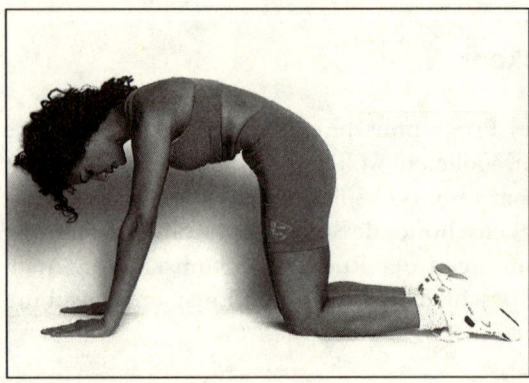

Ausgangsstellung
→ Vierfüßlerstellung einnehmen. Die gestreckten Arme mit durchgedrückten Ellbogen stehen in Schulterbreite, die Knie in Hüftbreite. Bauchmuskeln kräftig einziehen. Kopf, Nacken und Rücken bilden eine gerade Linie.

Übungsablauf

→ Langsam den Rücken zum Katzenbuckel wölben, so hoch es nur geht. Während der gesamten Bewegungsdauer Bauchmuskeln einwärts und aufwärts ziehen. Zehn Takte lang in Katzenbuckelstellung bleiben. Später, wenn Sie sich kräftiger fühlen, halten Sie die Stellung länger.

→ Jetzt machen Sie das Gegenteil des Katzenbuckels. Lassen Sie die Mittelpartie ganz langsam und kontrolliert herabsinken – keinesfalls fallen lassen –, bis der Rücken eine deutliche Delle bekommen hat, und drücken Sie den Nabel in Richtung auf den Boden. Genick und Gesäß sind so weit, wie es ohne Schmerzen geht, in die Höhe gereckt. Sie dürfen nichts erzwingen! Bis vier zählen und in Ausgangsstellung zurückgehen. Wenn der Rücken kräftiger geworden ist, halten Sie die Stellung länger ein.

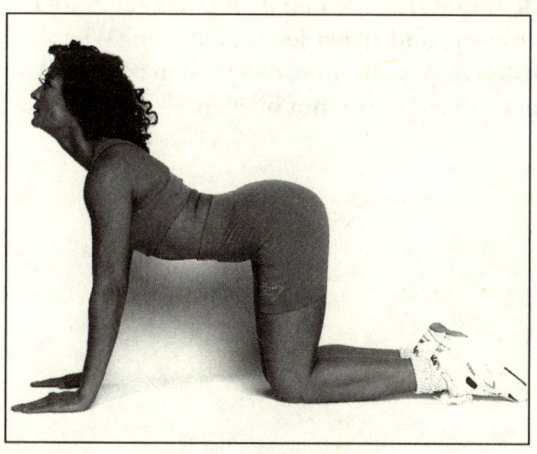

KRÄFTIGUNG DES RÜCKENS

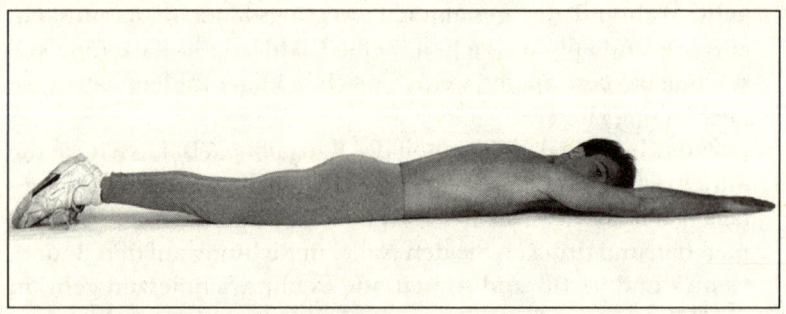

Ausgangsstellung

→ Mit gestreckten Armen und Beinen auf den Bauch legen. Der Bauch ist eingezogen, die Hüften ruhen auf dem Boden. Sie werden das linke Bein und den rechten Arm etwas zur Seite hin vom Körper wegschieben und dabei leicht anheben. Wenn Sie wollen, können Sie den Kopf so drehen, daß Sie den rechten Arm sehen, aber der Nacken muß entspannt bleiben.

Übungsablauf

→ Bauch einwärts und aufwärts ziehen. Arm etwas zur Seite bewegen und anheben, gleichzeitig das gegenüberliegende Bein bewegen und heben. Achten Sie während des Hebens des Beins darauf, daß beide Hüften auf dem Boden bleiben.

→ Zurück in Ausgangsstellung und wiederholen. Beginnen Sie mit 8–10 Wiederholungen, und legen Sie eine weitere Runde zu, sobald Ihnen die Übung leichter fällt.

→ Dieselbe Übung mit rechtem Bein und linkem Arm.

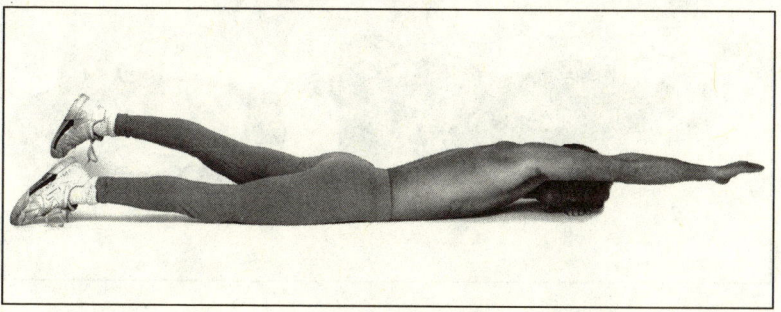

KRÄFTIGUNG DES RÜCKENS

Rücken strecken

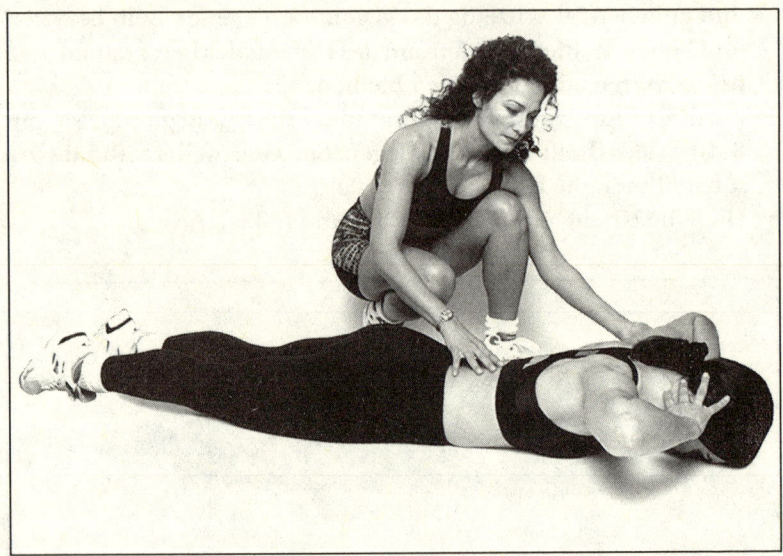

Ausgangsstellung

→ Mit geschlossenen, bis in die Zehenspitzen gestreckten Beinen auf den Bauch legen. Die Handflächen liegen am Kopf, die Finger sind gespreizt.

Hinweis: Sie brauchen nicht unbedingt einen Partner, der Ihnen bei dieser Übung hilft. Die zweite Person auf den Abbildungen soll nur verdeutlichen, in welche Richtung und wie hoch Sie heben müssen. Die Hand im Kreuz soll bewirken, daß der Oberkörper nicht zu weit in die Höhe gehoben wird.

Übungsablauf

→ Bewegen Sie sich beim Anheben des Oberkörpers langsam und kontrolliert. Stellen Sie sich vor, Sie wollten den Körper über den Kopf hinaus in die Länge ziehen, statt ihn nur zu heben. Der Kopf befindet sich in Neutralstellung, beide Hüften liegen fest auf dem Boden.

→ Zurück in Ausgangsstellung und wiederholen. Wegen des Schwierigkeitsgrades dieser Übung beginnen Sie mit vier Wiederholungen und steigern die Wiederholungszahl mit zunehmender Kräftigung. Sollten Sie schon nach den ersten beiden Übungen ermüden oder den Eindruck haben, der Oberkörper hebe nicht vom Boden ab, hören Sie auf und versuchen es noch einmal bei der nächsten Runde.

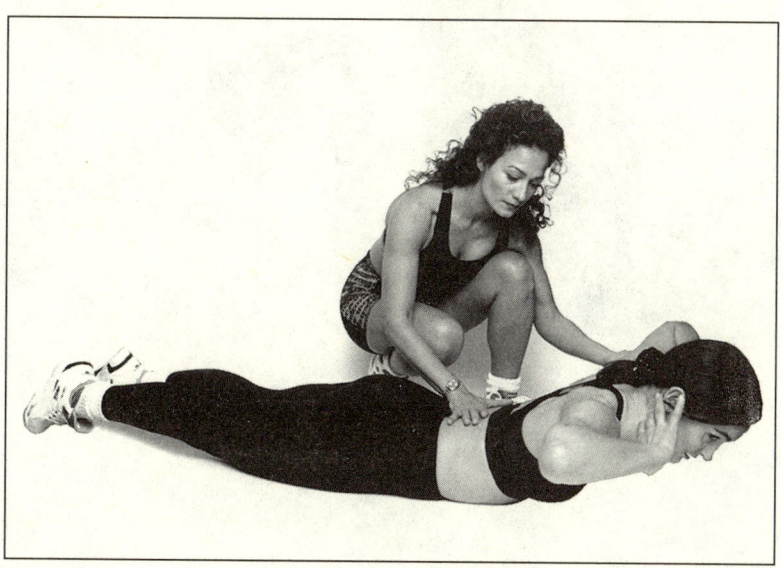

Gleichgewicht halten

Diese Übung stärkt den Rücken und schärft die Wahrnehmung des Gleichgewichts.

Ausgangsstellung
→ Vierfüßlerstellung einnehmen. Hände, Ellbogen und Schultern liegen auf einer Linie. Die Knie stehen in Hüftbreite, und der Rücken ist gerade.

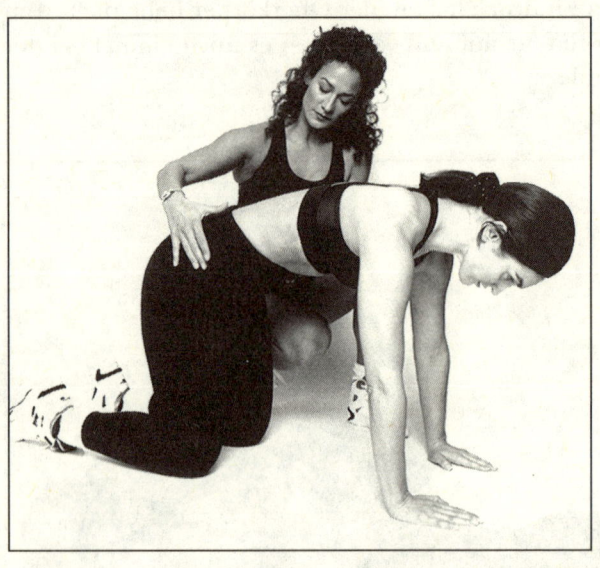

Hinweis: Beachten Sie die Lage der Hand des Trainingspartners. Damit soll ausgedrückt werden, wie durch das Anspannen der Bauchmuskulatur Hüften und unterer Rückenteil und als Folge der gesamte Körper in Längsrichtung stabilisiert werden.

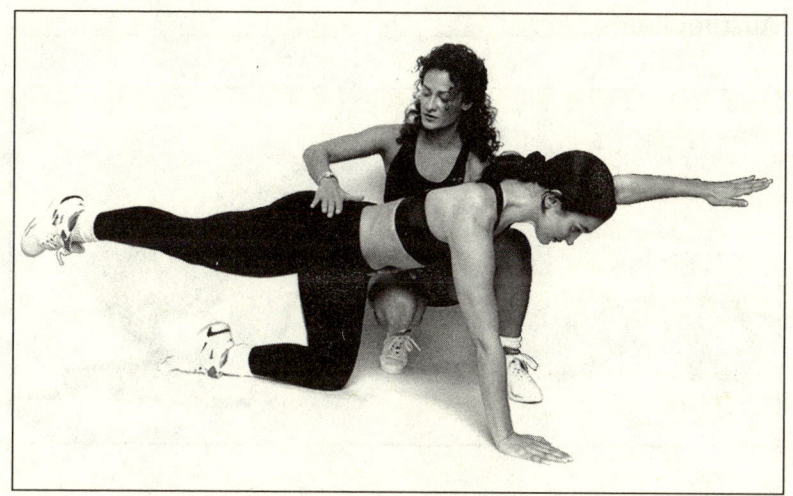

Übungsablauf

→ Langsam und gleichzeitig den linken Arm und das rechte Bein ausstrecken. Die Bewegungen sind weich und kontrolliert. Arm und Bein auf gleiche Höhe mit dem Kopf heben. Sie spüren, wie die Schwerkraft auf Arm, Kopf und Bein einwirkt und sie zum Boden herabziehen möchte, was Sie aber nicht zulassen. Um den Rücken flach und gerade zu halten, müssen Sie das Gewicht gleichmäßig auf das angewinkelte Bein und den aufgestützten Arm verteilen. Wenn Sie die richtig ausbalancierte Stellung gefunden haben, zählen Sie bis vier und gehen anschließend in Ausgangsstellung zurück.

→ Wiederholen Sie diese Übung so oft, wie Sie können, aber überanstrengen Sie sich nicht. Mit der Zeit werden Sie es auf acht Wiederholungen bringen. Zählen Sie immer bis vier, bevor Sie von vorn beginnen.

→ Dasselbe nun mit dem rechten Arm und dem linken Bein.

KRÄFTIGUNG DES RÜCKENS

Ausstrecken

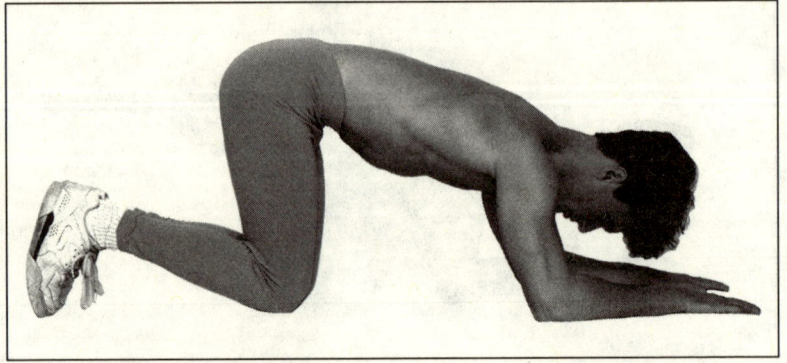

Ausgangsstellung
→ Vierfüßlerstellung einnehmen, Arme beugen und das Gewicht auf die Unterarme verlagern. Die Fersen zeigen nach oben, und die Füße stützen sich auf die Zehen. Der Rücken ist gerade (siehe Abbildung).

Übungsablauf

→ Rücken flach halten und das Gewicht gleichmäßig auf beide Unterarme verteilen. Langsam die Beine strecken und eine Brücke bilden. Darauf achten, daß die Bauchmuskeln einwärts und aufwärts gezogen sind. Das hilft, diese Stellung beizubehalten. Der Nacken befindet sich in Neutralstellung. Bis vier zählen und die Knie langsam wieder auf den Boden herablassen.

→ Wiederholen Sie die Übung so oft, wie Sie können. Das Ziel sind acht Wiederholungen. Während jeder Streckung bis vier zählen.

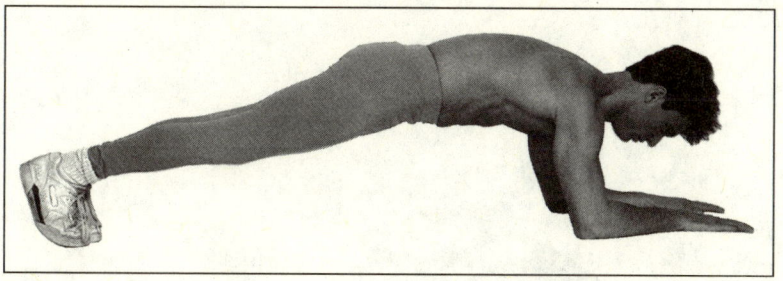

Auf der nächsten Seite beginnen die Entspannungsübungen für die Rückenmuskulatur.

KRÄFTIGUNG DES RÜCKENS

Entspannungsübungen für den Rücken

1. Rückenstretch _____

Es ist ganz normal, daß Sie Verspannungen in der Rückenstreckmuskulatur spüren, wenn Sie die Streckübungen zum erstenmal ausführen. Aber der Schmerz geht zurück, je kräftiger Sie werden. Die folgenden Übungen sollen Ihnen helfen, die Anspannung in den Muskeln zu lockern.

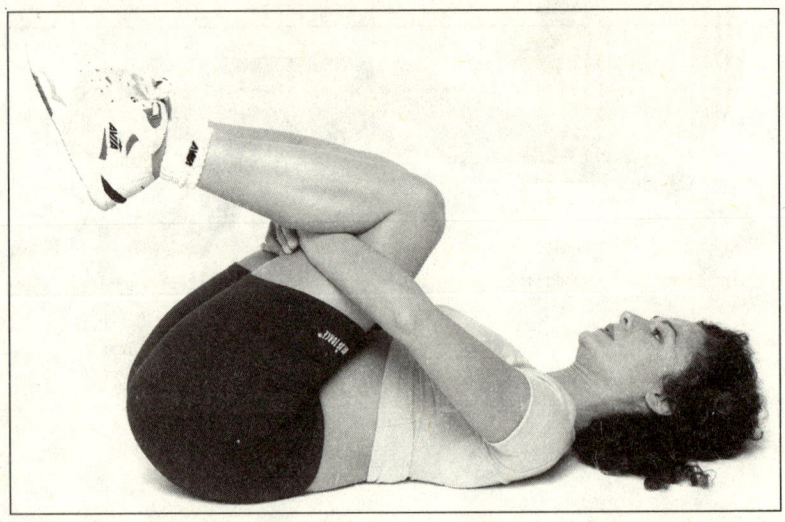

→ Hinlegen, beide Beine anziehen, Hände in den Kniekehlen übereinanderlegen.

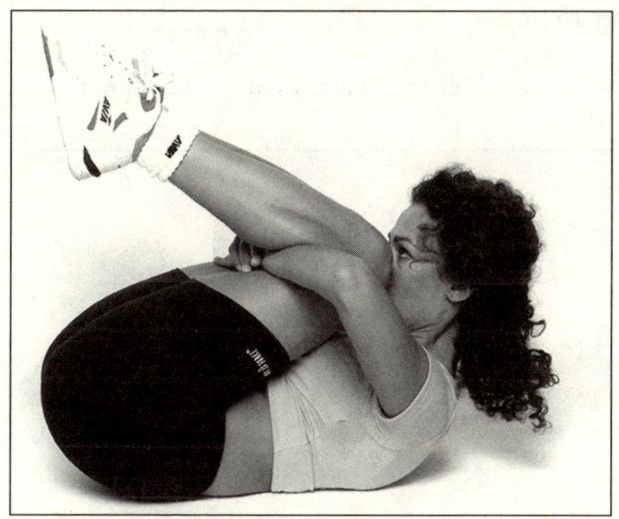

→ Kopf und Schultern heben und die Nase zwischen die Knie drücken. In dieser Stellung langsam bis acht zählen oder so lange, bis Sie ein Nachlassen des Drucks spüren.

→ Mindestens 3 – 4 mal wiederholen.

2. Hüftdrehung im Liegen

Hier geht es darum, den Rücken in Längsrichtung zu dehnen.

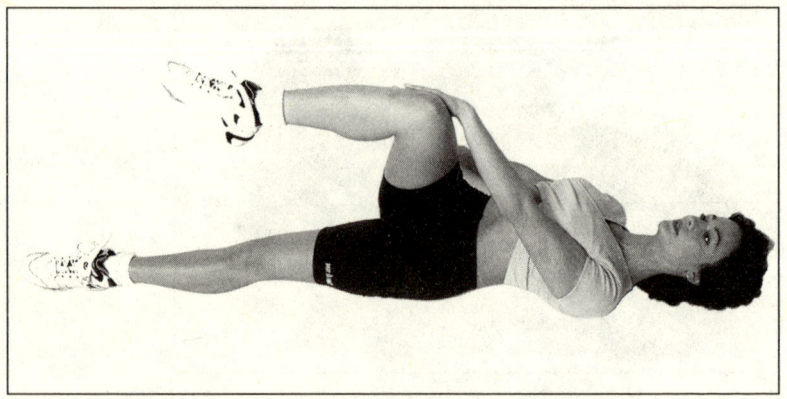

→ Entspannt auf den Rücken legen und Beine ausstrecken. Rechtes
Knie anwinkeln und die linke Hand am Knie auf die Außenseite
des Oberschenkels legen.

→ Beide Schultern bleiben flach auf dem Boden, während Sie das gebeugte Bein über das ausgestreckte ziehen. Sie spüren die Anspannung im mittleren und unteren Rückenteil. Bis zwanzig zählen, dann in Ausgangsstellung zurückgehen.
→ Dieselbe Übung mit dem anderen Bein.

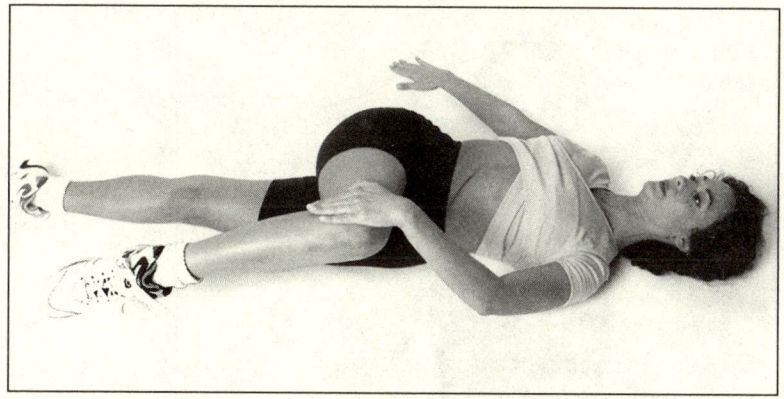

3. Nacken dehnen

Im Verlauf des Trainings werden Sie feststellen, daß die Halsmuskeln ziemlich schnell ermüden, besonders am Anfang. Mit dieser Übung lockern Sie die Verspannung.

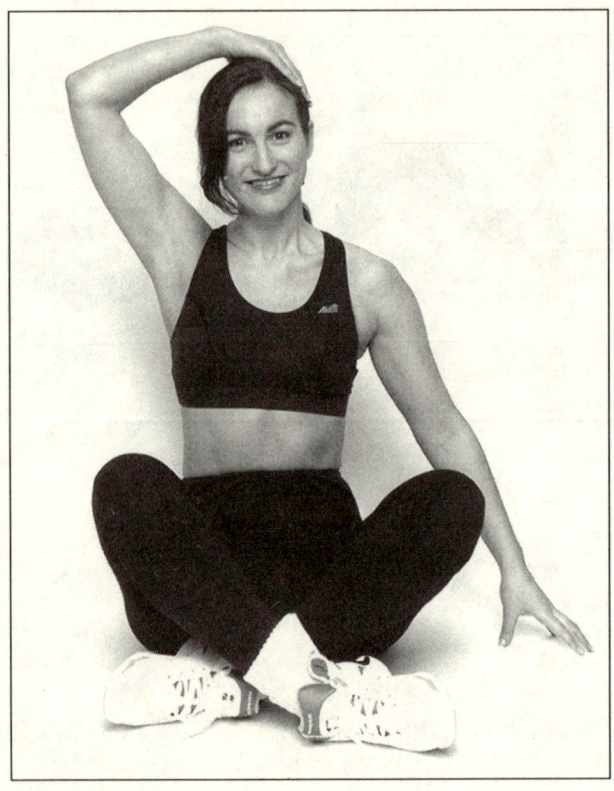

→ Aufrecht hinsetzen, Arm heben und die Hand an die entgegengesetzte Seite des Kopfes legen.

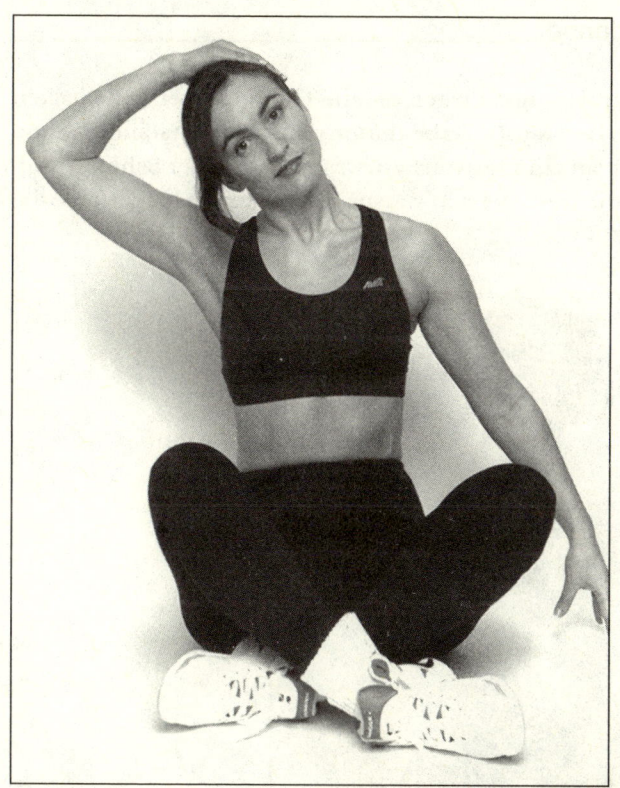

→ Kopf langsam zur Seite ziehen, hin zur Schulter des erhobenen Arms. Beim Beugen die Schulter nach unten drücken, weg vom Kopf. Stellung beibehalten und bis acht zählen.
→ Dieselbe Übung in die andere Richtung ausführen, dann beide abwechselnd wiederholen. Stellung jedesmal acht Takte beibehalten.

4. Schultern dehnen

Bei den meisten Übungen legen Sie die Hände hinter den Nacken oder seitlich an den Kopf. Das bedeutet, daß die Arme ständig gegen die Schwerkraft ankämpfen müssen, was zu Lasten der Schultermuskulatur geht. Mit dieser letzten Entspannungsübung lockern Sie die Schultermuskeln.

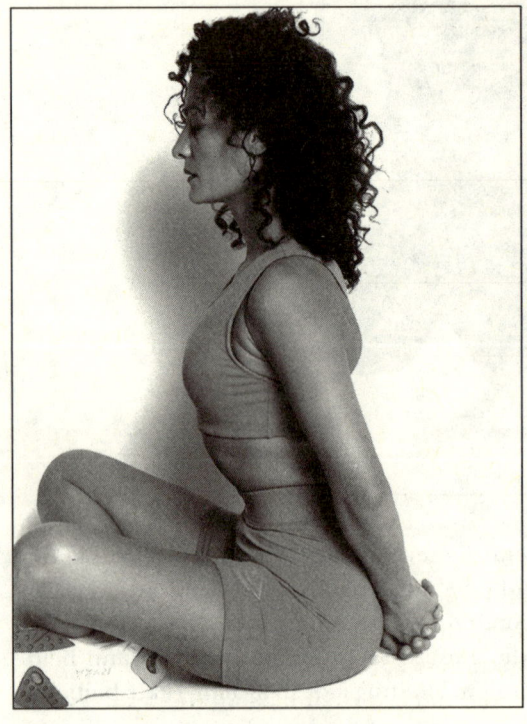

→ Aufrecht hinsetzen und die Finger hinter dem Rücken verschränken. Sie spüren die Anspannung in den Schultern.

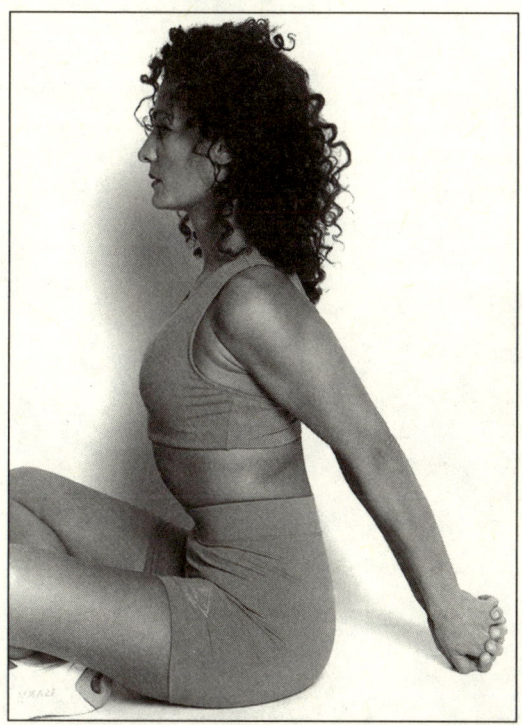

→ Um die Belastung noch mehr zu steigern, schieben Sie die Hände auf dem Fußboden vom Körper weg nach hinten. Bleiben Sie in dieser Stellung, bis die Anspannung in den Schultern nachläßt. Dann schieben Sie die Hände noch ein Stück weiter zurück und lassen die entstehende Spannung abklingen. Zählen Sie bis zwanzig, dann zurück in Ausgangsstellung.

→ Falls die Schultern immer noch verspannt sind, wiederholen Sie diese Streckübung.

Das hat gutgetan. Sie haben tüchtig mitgearbeitet, und erste Erfolge machen sich schon bemerkbar. Bleiben Sie bei der Sache, denn die Ausdauer wird sich lohnen. Denken Sie immer an das, was Sie sich vorgenommen haben: einen starken, gesunden Körper und einen flachen, straffen Bauch.

5 Das Training geht weiter

Nachdem Sie die Herausforderung angenommen und bestanden haben und die Übungen der einzelnen Pläne beherrschen, können Sie das Tempo steigern und das Programm Ihren persönlichen Bedürfnissen anpassen oder entsprechend variieren. Beispielsweise können Sie die Reihenfolge der Übungsabläufe ändern, oder Sie konzentrieren sich auf einige bevorzugte Übungen und arbeiten sie der Reihe nach ab. Selbst wenn Sie sich inzwischen fit fühlen, die Körperwahrnehmung optimiert und Ihre Figur geformt haben, empfehlen wir Ihnen, an drei Tagen in der Woche zu trainieren, damit die Muskeln kräftig bleiben.

Wenn Sie die Übungen nach einem festen Plan in gleichbleibender Abfolge und Intensität ausführen, kann es nach einiger Zeit geschehen, daß Sie ein Stadium erreichen, in dem eine weitere Steigerung der Ergebnisse kaum noch zu erreichen ist. Kontinuierliche Fortschritte lassen sich nur erzielen, wenn Sie den Muskeln in regelmäßigen Abständen eine Art »Schock« versetzen. Das erreichen Sie, indem Sie die Übungsausführung abwandeln, zum Beispiel

→ die Zahl der vorgegebenen Takte ändern
→ das Bewegungsausmaß steigern
→ die Aufwärtsbewegungen intensivieren
→ die Abwärtsbewegung intensivieren

Auf diese Weise setzen Sie die Muskulatur einer ständig wechselnden Belastung aus. Die Muskeln können sich nicht an bestimmte Bewegungsabläufe gewöhnen, sondern werden immer wieder von neuem und auf andere Art gefordert.

Auf den folgenden Seiten finden Sie Abwandlungen von zwölf Übungen aus den Plänen 1 bis 4. Möglicherweise werden Sie die eine oder andere Übung, die Sie besonders gern ausführen, hier vermissen. In diesem Fall steht es Ihnen frei, das von uns für die zwölf ausgewählten Beispiele erarbeitete Schema auf Übungen Ihrer Wahl zu übertragen und auf diese Weise das Programm noch flexibler zu gestalten und Ihren Bedürfnissen anzupassen.

Sie werden feststellen, daß wir in unsere Auswahl keine mehrphasigen Übungen wie die Übung »Gestreckt bis in die Fingerspitzen« (S. 114) aufgenommen haben. Dafür gibt es gute Gründe. Diese Übung ist bereits vielschichtig aufgebaut. Wenn Sie sie nun noch weiter variieren wollten, könnten Sie bei der Übungsausführung Schwierigkeiten bekommen, sich auf das Wesentliche zu konzentrieren, nämlich während des Trainings den Bauch einzuziehen und flach zu halten.

Nachdem Sie inzwischen Fortschritte gemacht haben, vergessen Sie nicht, die trainierte und gekräftigte Bauchmuskulatur im täglichen Leben praktisch zu nutzen und einzusetzen: für Körperwahrnehmung und Haltung, im Stehen, Sitzen und Gehen. So bleibt Ihnen der flache Bauch erhalten.

Auch wenn Sie das Programm Ihren persönlichen Bedürfnissen anpassen, denken Sie stets daran, mit den Aufwärmübungen zu beginnen und die Trainingsrunde mit Entspannungsübungen zu beschließen. Machen Sie es sich zur Gewohnheit, die Streck- und Entspannungsübungen für den Rücken auszuführen. Damit beugen Sie Verspannungen vor und erhalten oder erweitern den Bewegungsspielraum, der es Ihnen erlaubt, alltägliche Verrichtungen mühelos und frei von Schmerzen zu erledigen.

Übungsvarianten

Atemübung

→ Hände auf die Bauchdecke legen. Einatmen, Bauch einziehen und Oberkörper anheben.

→ Beim Heben zählen 1 ... 2. Beim Ausatmen Bauch noch fester einziehen 3 ... 4 ... 5. Auf den Boden zurücksinken lassen 6 ... 7 ... 8.

→ So oft wie möglich wiederholen. Das Ziel sind zwei Wiederholungsrunden mit jeweils 8–16 Übungen.

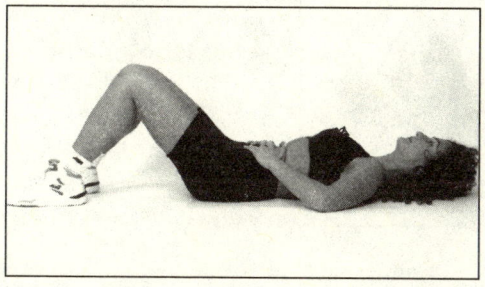

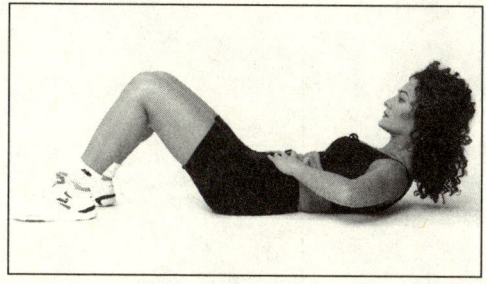

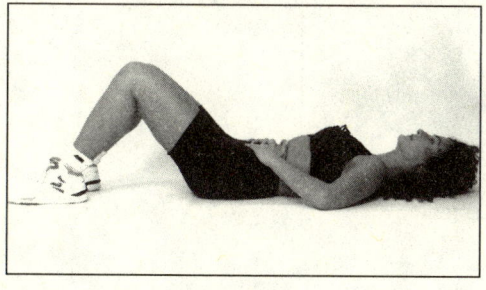

→ Bei 1 Oberkörper zügig anheben. Langsam auf den Boden zurücksinken 2 … 3 … 4.

→ So oft wie möglich wiederholen. Das Ziel sind zwei Wiederholungsrunden mit jeweils 8–16 Übungen.

→ Variante mit umgekehrter Zählweise. 1 … 2 … 3 Aufwärtsbewegung, 4 Abwärtsbewegung.

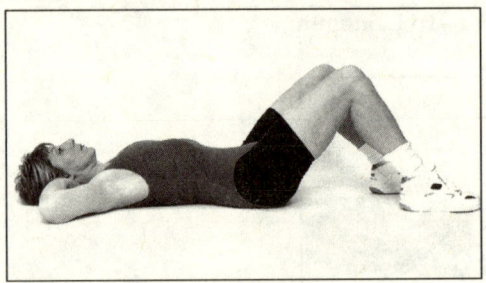

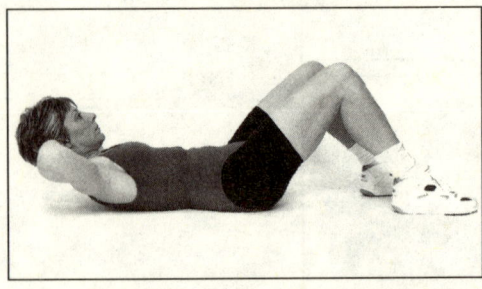

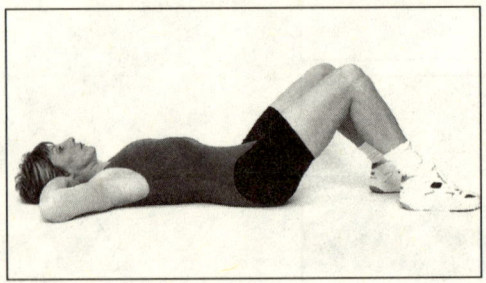

DAS TRAINING GEHT WEITER

Schräge Grundübung

→ Drehen, linke Schulter zum rechten Knie hin bewegen 1 … 2 …3.
Langsam auf den Boden zurücksinken 4. Zur anderen Seite hin
wiederholen.

→ So oft wie möglich wiederholen, abwechselnd in die eine und in
die andere Richtung. Dann Wiederholungszahl in jeweils eine
Richtung steigern. Das Ziel sind zwei Wiederholungsrunden mit
jeweils 8–16 Übungen in jede Richtung.

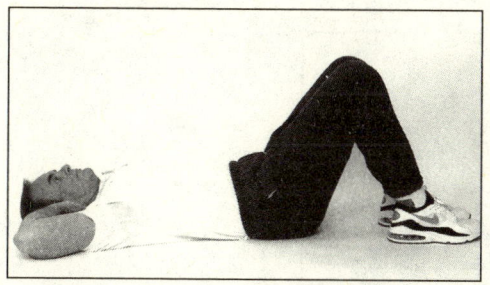

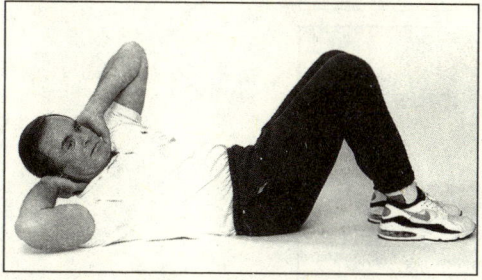

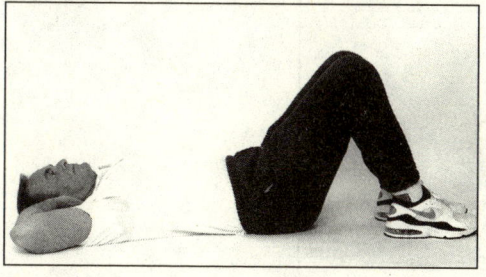

ÜBUNGSVARIANTEN

→ Oberkörper langsam anheben und Hände auf den Oberschenkeln vorwärts schieben. Am höchsten Punkt der Aufwärtsbewegung Hände gegen die Seiten der Oberschenkel pressen und Oberkörper in dieser Stellung festhalten. Ausatmen, Bauchmuskeln noch fester einziehen und acht Takte so bleiben. Langsam auf den Boden zurücksinken.

→ 4–8 mal wiederholen. Wenn Sie sich kräftiger fühlen, Dauer der Hebung ausdehnen. Sie spüren das Ziehen in den Bauchmuskeln.

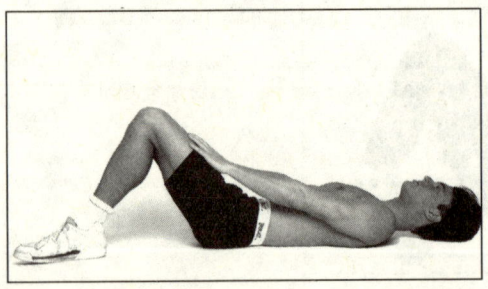

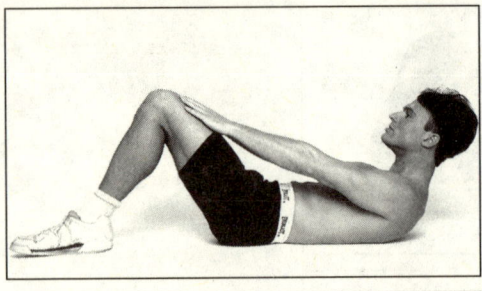

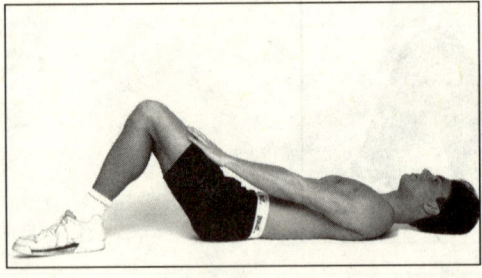

Da die Hüftbeuger hier entlastet werden, läßt sich die Stellung verhältnismäßig lang beibehalten.

→ Langsam anheben 1 ... 2. Zurückrollen 3 ... 4. Wieder anheben 5 ... 6 ... 7 ... 8 und mit jedem Takt etwas weiter in die Höhe gehen. So bleiben und den Bewegungsablauf wiederholen. Dabei kommt es darauf an, nach Takt 8 nicht zurückzusinken, sondern schon bei 1 damit zu beginnen, den Oberkörper noch weiter zu heben.

→ So oft wie möglich wiederholen. Das Ziel sind zwei Wiederholungsrunden mit jeweils 8–16 Übungen. Anfangs werden Sie nach jeder Wiederholung eine Verschnaufpause einlegen wollen. Mit zunehmenden Kräften können Sie die Wirkung der Übung steigern, indem Sie sich vor der nächsten Wiederholung nicht mehr ganz auf den Boden zurücksinken lassen.

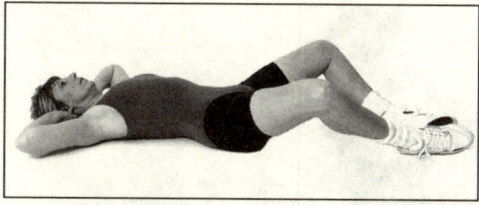

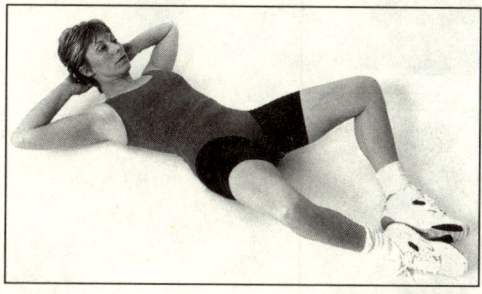

Becken kippen

→ Leicht zurücklehnen und Wirbelsäule langsam einrollen 1 ... 2 ...
3 ... 4 ... 5. Gerade aufrichten 6 ... 7 ... 8.

→ So oft wie möglich wiederholen. Beim Einrollen des Rückens
Bauchmuskeln einwärts und aufwärts ziehen. Nicht aus der Hüfte
zurücklehnen, sondern die Wirbelsäule einrollen lassen.

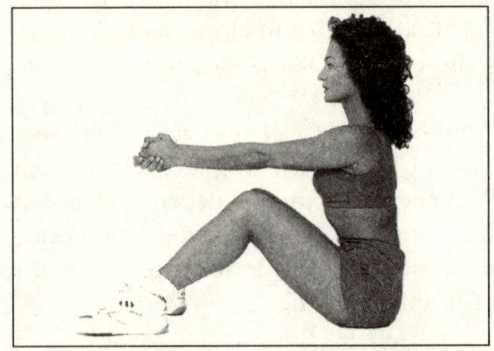

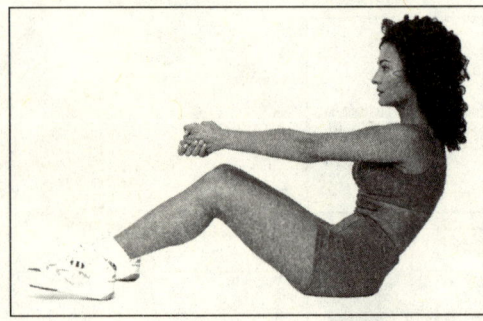

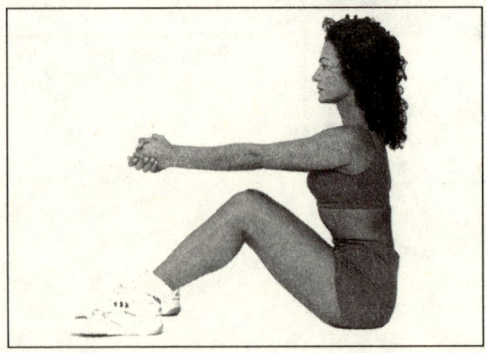

　　　　　　DAS TRAINING GEHT WEITER

Bei dieser Variante machen Sie zwei Drehungen in jede Richtung, während Sie die Schulter zum gegenüberliegenden Knie hin bewegen. Die Bewegungen müssen weich und kontrolliert sein.

→ Heben und drehen 1. Rumpfdrehung verstärken 2. Zur anderen Seite hin wiederholen.
→ Die zweifache Drehung 8–16 mal in jede Richtung wiederholen, ohne zwischendurch auf den Boden zurückzusinken.

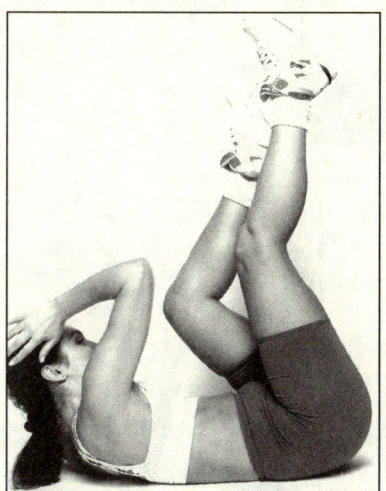 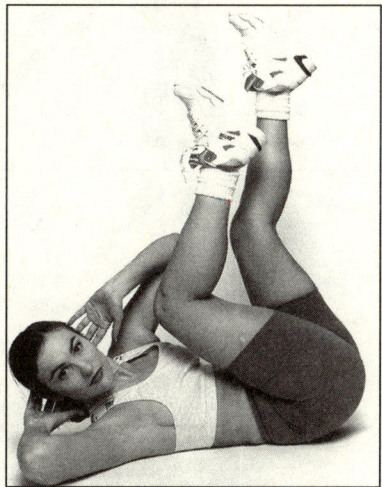

Alles gestreckt _____

→ Oberkörper anheben, Bauchmuskeln flach einziehen, während
  Sie beide Arme und Beine zur Decke strecken. Vier Takte so
  bleiben. Schultern auf den Boden zurücksinken lassen, Knie zum
  Körper hin beugen und Hände hinter den Nacken legen.
→ 8–16 mal wiederholen.

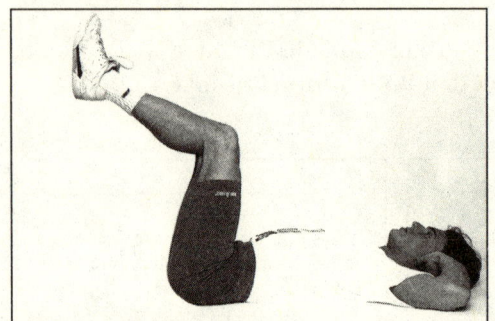

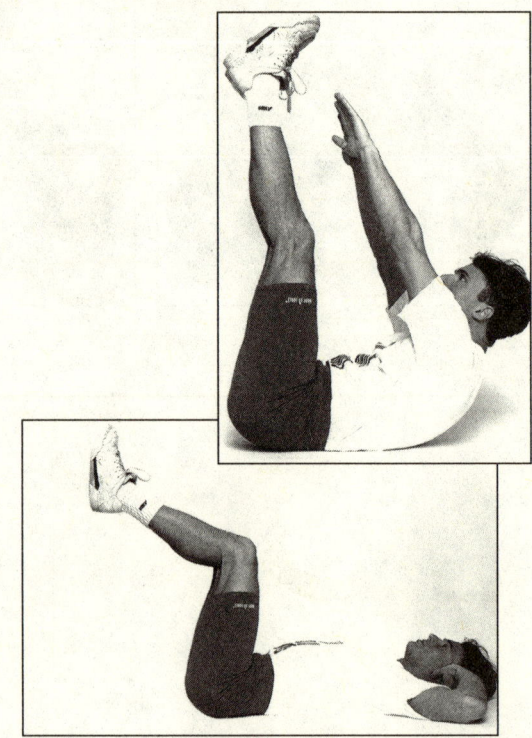

Boxerübung

→ Fersen auf einen Stuhl legen, um das Becken in Neutralstellung zu bringen. Oberkörper anheben 1 ... 2. Brustkorb anspannen 3 ... 4. Auf den Boden zurücksinken 5 ... 6 ... 7 ... 8.

→ 8–16 mal wiederholen.

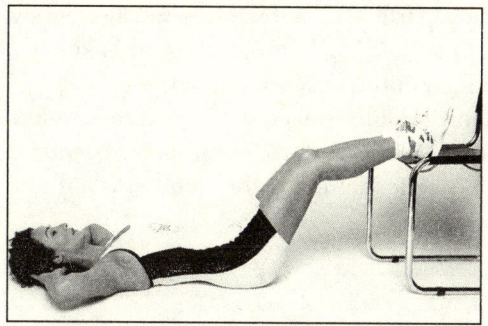

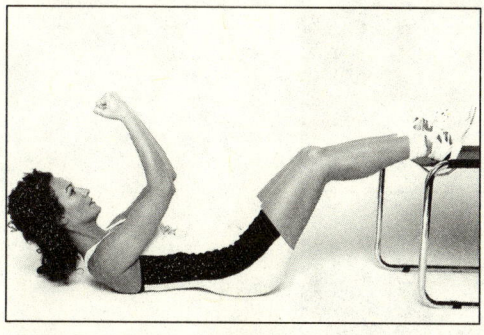

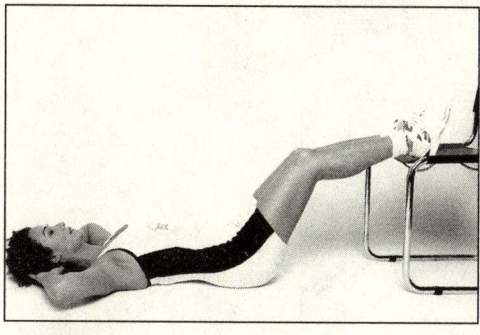

ÜBUNGSVARIANTEN

→ In schräger Körperhaltung einen Fuß auf einen Hocker oder niedrigen Stuhl legen. Die Achselhöhle des aufgerichteten Arms so weit wie möglich an die Hüfte derselben Körperseite heranbringen.

→ Oberkörper langsam anheben 1 ... 2. Mittelpartie anheben 3 ...4. Weiter heben 5 ... 6. Mittelpartie 7 ... 8. Jetzt in einer Bewegung heben 1 ... 2 ... 3 ... 4 ... 5 ... 6 ... 7 ... 8 und mit jedem Takt etwas höher. So bleiben und noch einmal bis acht zählen.

→ 4–8 mal wiederholen, dann zur anderen Seite hin. Mit zunehmenden Kräften können Sie die Wirkung der Übung steigern, indem Sie sich vor der nächsten Wiederholung nicht mehr ganz auf den Boden zurücksinken lassen.

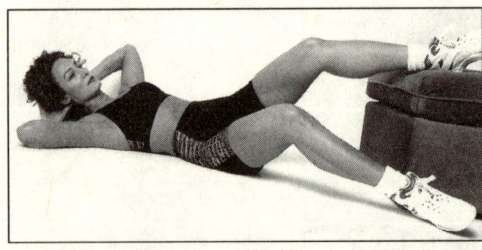

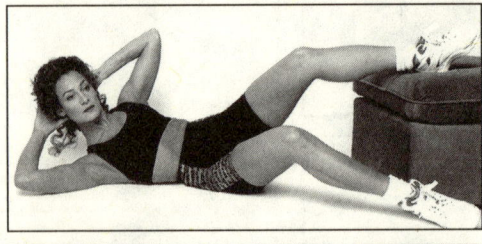

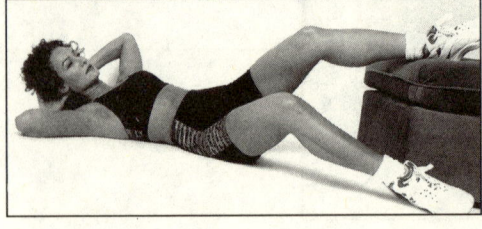

Seilübung

→ Füße gegen die Wand stemmen und acht Takte lang am imaginären Seil emporhangeln. Beim Zurücksinken bis acht zählen.
→ 4–8 mal wiederholen und jedesmal weiter hinaufhangeln.

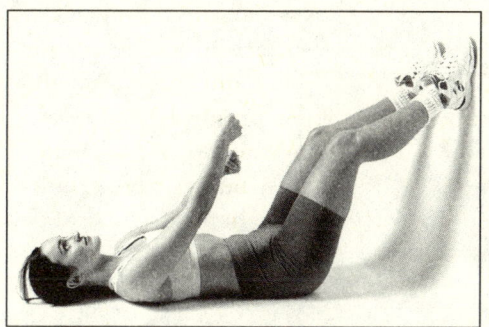

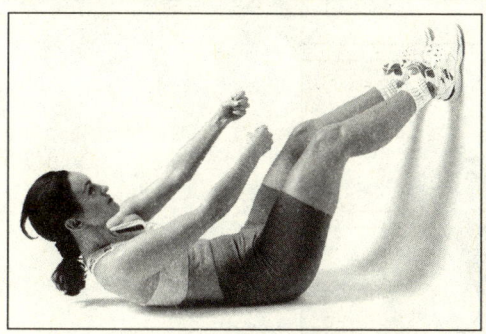

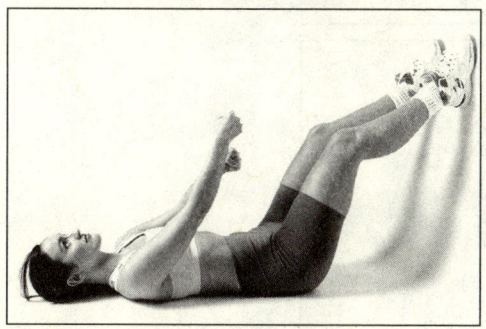

→ Oberkörper anheben 1 … 2 … 3 … 4. Arme ausstrecken 5 … 6 …
7 … 8. In dieser Stellung bleiben und Hände hinter den Nacken
legen 1 … 2 … 3 … 4. Langsam auf den Boden zurücksinken 5 …
6 … 7 … 8.
→ 4 – 8 mal wiederholen.

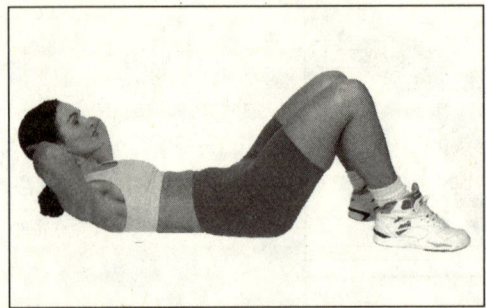

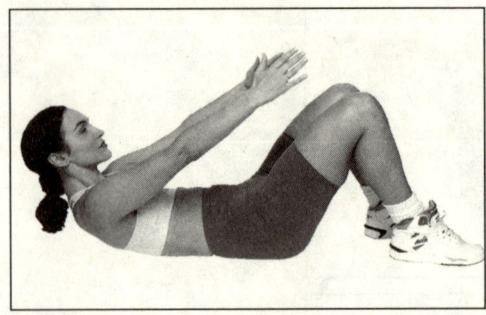

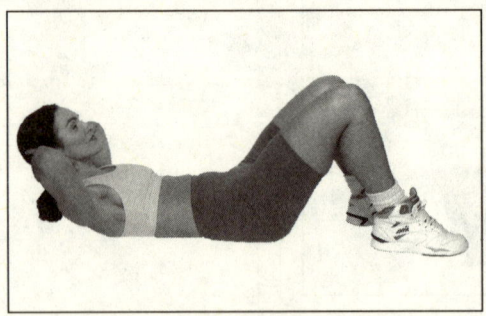

Das Trainings-Logbuch

Es kann sich als sehr nützlich erweisen, über den Trainingsverlauf Buch zu führen, besonders wenn Sie mit dem Programm noch nicht vertraut sind. Beim Fitneßtraining ist es allgemeiner Brauch, den Fortgang des Programms in tabellarischer Form übersichtlich nachvollziehbar zu machen, um das Erreichte zu dokumentieren und das Angestrebte im Auge zu behalten. Kopieren Sie den Vordruck auf Seite 202 mehrmals, damit Sie für jeden Plan und jede Folge von Übungsvarianten eine Unterlage haben. Wenn Sie die Tabelle gut sichtbar aufhängen, wird sie Sie täglich an das Training erinnern. Vergessen Sie nicht, auch Änderungen Ihres Ernährungsplans festzuhalten sowie andere Übungen oder sportliche Betätigungen.

Machen Sie die Eintragungen in der Tabelle unmittelbar nach Beendigung des täglichen Übungspensums, denn dann sind Ihnen die Werte noch gegenwärtig. Später wissen Sie vielleicht nicht mehr, was Sie im einzelnen alles geleistet haben.

Das Trainings-Logbuch

PLAN 1 ES GEHT LOS	Trainingsbeginn/Woche	Trainingsbeginn/Woche
	Anz. Sätze/Wiederh.	Anz. Sätze/Wiederh.
DIE NEUTRALSTELLUNG		
ATEMTECHNIKEN		
RICHTIG ATMEN		
GERADE GRUNDÜBUNG		
SCHRÄGE GRUNDÜBUNG		
AUSSTRECKEN		
AUSSTRECKEN UND ANZIEHEN		
IN DER SCHWEBE		
MIT GEKREUZTEN BEINEN		
RÜCKENSTRECKÜBUNGEN JA/NEIN		
VOLLSTÄNDIG AUSGEFÜHRTE TRAININGSEINHEITEN PRO WOCHE		
NOTIZEN Ernährung/Freizeit/Sport		

	Trainingsbeginn/Woche							
	Anzahl Sätze/Wiederholungen							
Rückenstreckübungen ja/nein								
Vollständig ausgeführte Trainingseinheiten pro Woche								
Notizen (Ernährung/Freizeit/Sport)								

1 A strecken, anderen beugen und
1. Arm festhalten (Nest – Kopfstütze)

Knaur ®

Alternative Therapien

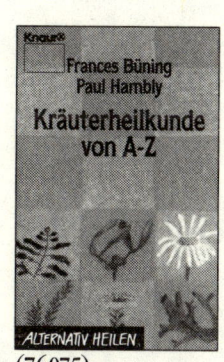
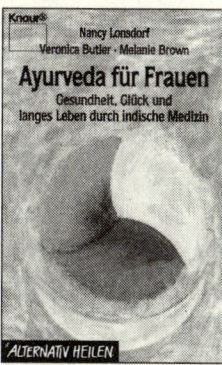
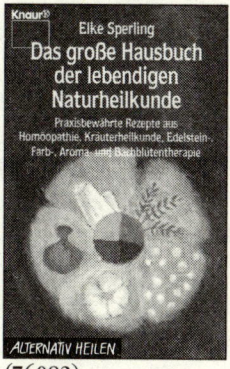

Knaur ®

Money makes the world go round

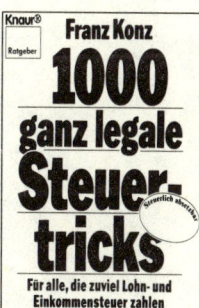

Franz Konz
1000 ganz legale Steuer-tricks
Für alle, die zuviel Lohn- und Einkommensteuer zahlen

(7665)

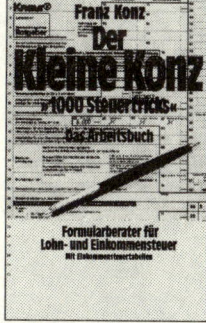

Franz Konz
Der kleine Konz
„1000 Steuertricks"
Das Arbeitsbuch
Formularberater für Lohn- und Einkommensteuer
Mit Einkommensteuertabellen

(7792)

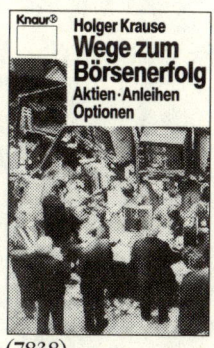

Holger Krause
Wege zum Börsenerfolg
Aktien · Anleihen Optionen

(7838)

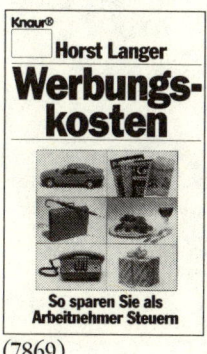

Horst Langer
Werbungs-kosten
So sparen Sie als Arbeitnehmer Steuern

(7869)

FRANK WIEBE
Was Sie schon immer über GELD wissen wollten
SPAREN, INVESTIEREN
SPEKULIEREN

(82032)

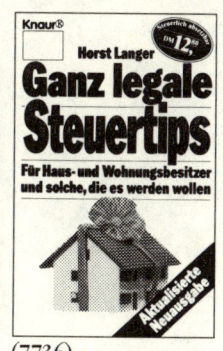

Horst Langer
Ganz legale Steuertips
Für Haus- und Wohnungsbesitzer und solche, die es werden wollen
Aktualisierte Neuausgabe

(7736)